ヤマケイ文庫

魔女の薬草箱

Nishimura Yuko 西村佑子

JN197661

魔女の薬草箱　目次

はじめに

　ドイツの森に入ると、「魔女」が摘んだと言われる薬草がそこかしこに生えている。そして、いましも、薬草籠を手にした「魔女」たちに会えそうな気がする。

　その籠にはたくさんの薬草が入っている。一瞬にして命を奪うほどの猛毒を含む薬草、かつて魔女が空を飛ぶときに身体に塗ったという「魔女の軟膏」の材料となった薬草、凶作や疫病を魔女のせいにして、それから逃れるために使われた「魔除け草」など、魔女と縁の深い薬草が入っている。

　一方、魔女とは縁のないように見える薬草も入っている。病を治す効果のある薬草、その香りで心身ともに癒しを与えてくれる薬草、夢や希望を託して身につける薬草、食材として日常生活の領域で用いられる薬草などである。

　かつて、このような薬草の知識にたけ、薬草摘みに森に出かけ、あるいは庭で栽培し、その薬効で民間人を助けていた女たちがいた。彼女たちは「賢い女」と呼ばれ、人々に重宝されていた。

　ところが、この「賢い女」たちが魔女というレッテルを貼られて社会から排除されかねない時代があった。実際は、魔女が使ったという薬草と「賢い女」が用いた薬草には違いなどなかった。悪い薬草とよい薬草があったわけではない。女たちは、長い伝統と知識を支えに、自分たちが摘んだ薬草で優れた薬を作ってきたのである。

ここに紹介する薬草箱には、そうした「魔女」たちの作った薬が入っている。箱の中身を紹介するにあたって、ドイツを主な舞台にしたのは、魔女や「賢い女」と薬草の関係がドイツにおいてよりはっきり捉えることができるからであり、また、これまで日本におけるハーブの紹介は英米の影響が強かったので、ドイツにおける薬草の存在をアピールしたいということもあった。だから、ハーブとは言わず、あえて薬草という言葉を用いた。

加えて、その薬草がドイツの歴史とどんなふうに関わってきたか、そして生活とどんなふうに結びついてきたかということを、視覚的にも伝えたいという願いで、興味をもってもらえるような図版や写真をたくさん載せることにした。

ドイツには、大小さまざまだが薬事博物館のある町がいくつもあり、薬事の歴史を知ることができる。多くの町には中世に創業された古い薬局の建物が今も保存されていて、当時の姿を見ることができる。薬局の調剤室は、小さな引き出しのびっ

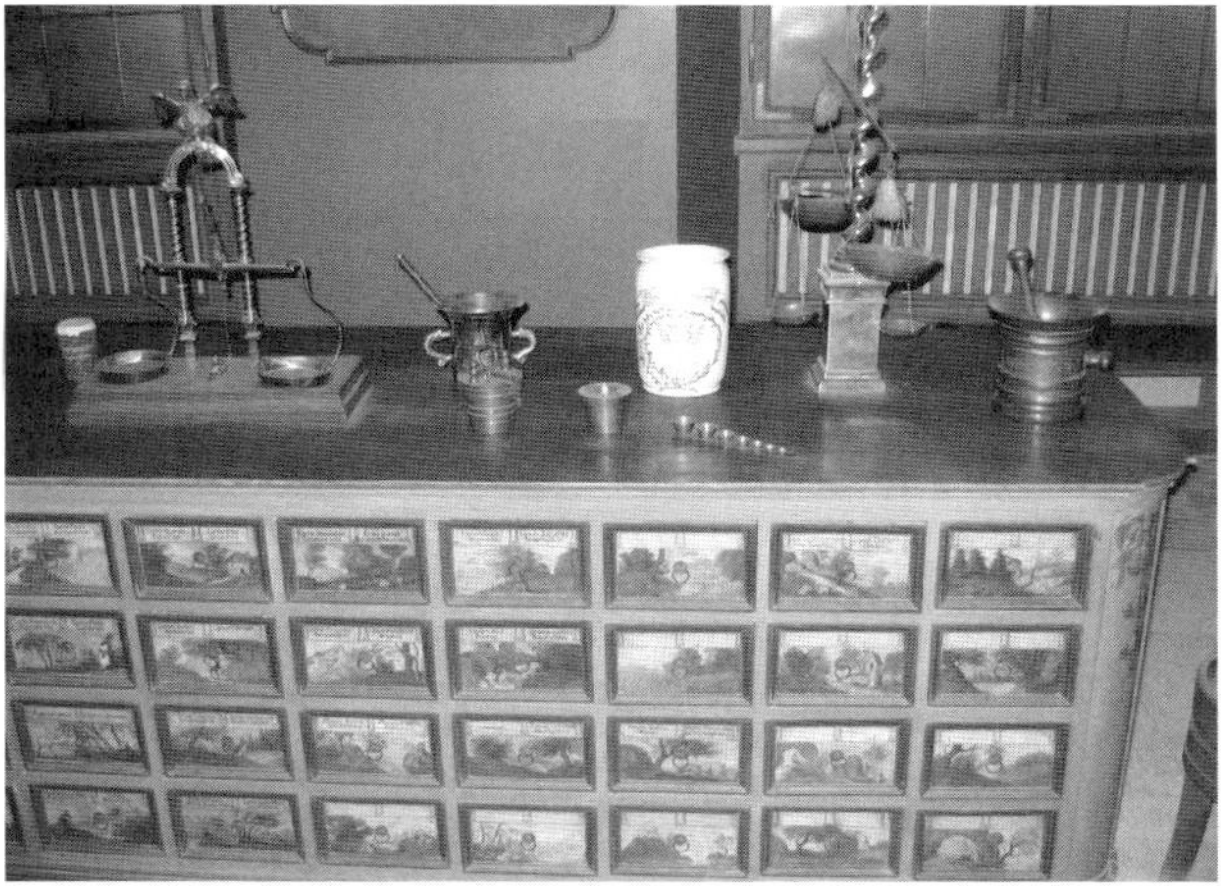

しりついた戸棚が壁を埋めつくしている。彫刻や絵の施された戸棚はまるで芸術品のようである。棚には素晴らしい細工を施した陶器やガラス瓶がびっしりと並べられている。薬局の歴史の古さが伝わってくる。いかにも秘密に満ちた感じがして、店を覗くとドキドキする。
　今でも、棚には木製の桶や箱を、最近はアルミの箱もあるが、所狭しと並べ、体調に合わせて薬草の調合をしてくれる薬局がたくさんある。
　さて、薬草箱の前に座っているのは、魔女か、はたまた「賢い女」か。どうぞドアを開けてお入りください。

第1章
魔女と薬草

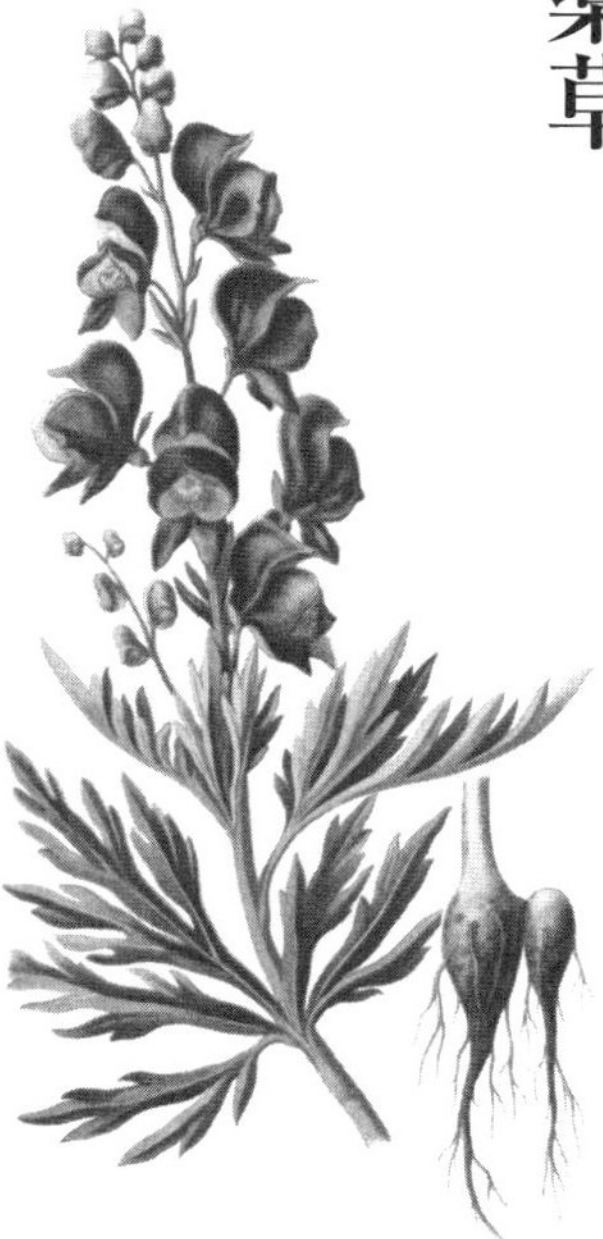

1　空飛ぶ軟膏

ヨーロッパには、4月30日の夜になると魔女たちが集まって、悪魔と一緒に大騒ぎをするという言い伝えがある。この夜を「ヴァルプルギスの夜」という。この魔女の集会地としてよく知られているのが、ドイツ中部のハルツ山地にあるブロッケン山である。

この夜、魔女たちは自分がこの1年間どんな悪いことをしたかを悪魔に報告し、塩なしやカビだらけのパンを食べ、その後、皆で背中合わせになって踊り、一番鶏が鳴くと姿を消すという。

ドイツの世界的文学者ゲーテは戯曲『ファウスト』（1831年完成）の中で、「ヴァルプルギスの夜」を取り上げた。そのことによって、この魔女の夜は広く世界に知られるようになり、「ヴァルプルギスの夜」はドイツのブロッケン山が元祖と言われるようになった。

たしかに、ハルツ山地には魔女伝説が数多く残っていて、その中でも「ヴァルプ

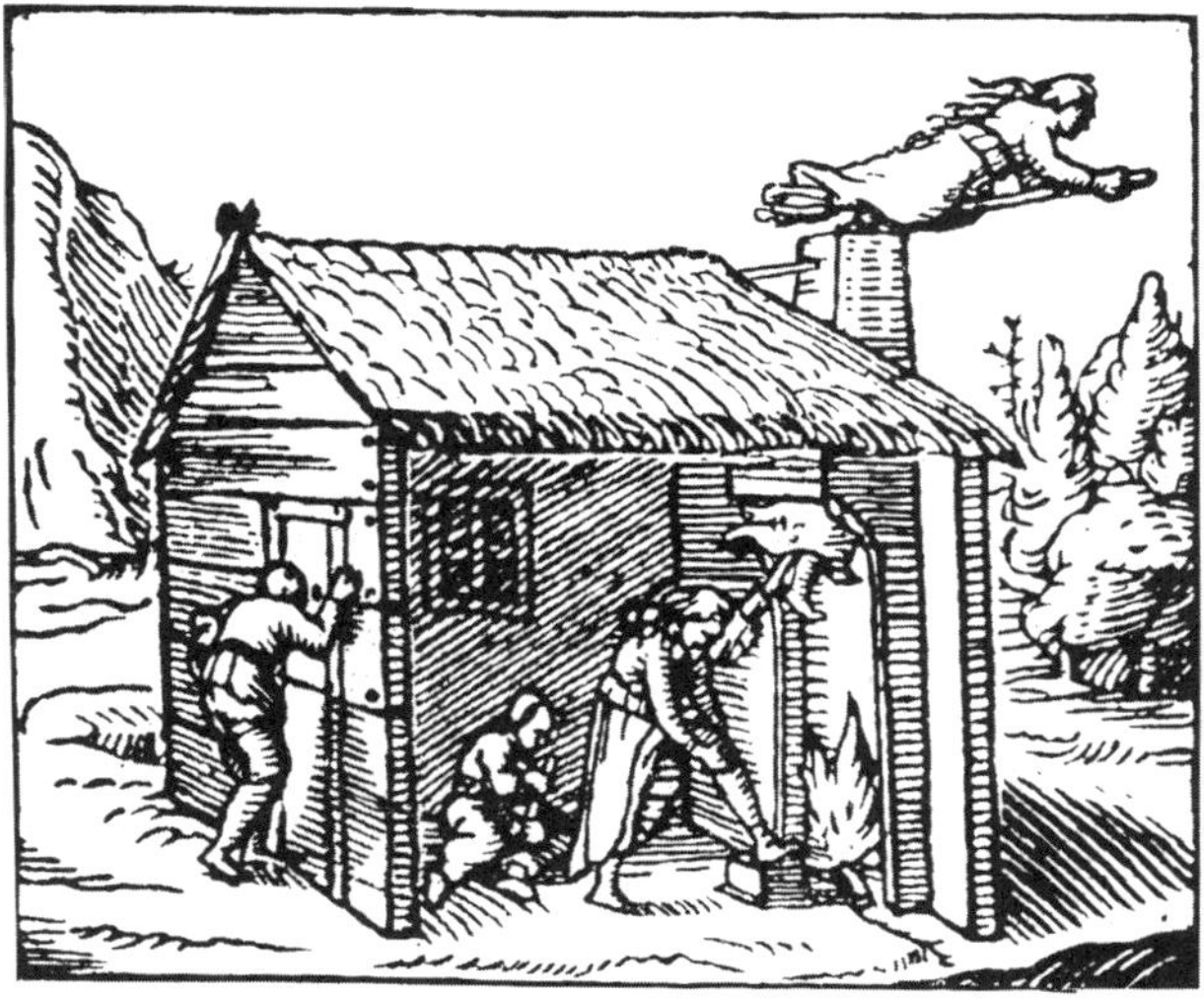

魔女の家
節穴から覗く男は一緒にサバトへ行きたいと思っているのだろうか。それともこのあと密告でもするのだろうか。トマス・エラストゥス著『魔女の力についての対話』1579年

ルギスの夜」を扱った伝説がとても多い。たとえばこんな話がある。

女主人が引き出しから軟膏を取り出し身体に塗っているのを、下男が覗いていた。女主人はそのあとホウキにまたがり、呪文を唱え、煙突から外へ飛んでいった。下男は女主人のあとについていこうと思い、彼女の引き出しから軟膏を取り出し、身体に塗り、ホウキにまたがって呪文を唱えた。

ところが彼は呪文の唱え

方を間違えたので部屋の隅っこに飛んでいき、壁にぶちあたってコブだらけになった。こうしたあとでやっと煙突から外へ出ることができた。彼は擦り傷だらけになってブロッケン山に到着し、そこで一番鶏が鳴くまで一晩中魔女と踊ったという。

魔女といえば、ホウキにまたがって空を飛ぶというイメージが定着しているが、空飛ぶ絨毯のように、「空飛ぶホウキ」があったのではない。魔女が魔法を使って空を飛ぶホウキを作りだしたのでもない。「魔女にホウキ」が常識だと思ってはいけない。

ハルツの伝説の女主人はホウキにもまたがったが、身体に軟膏を塗って初めて空を飛ぶことができた。空を飛ぶには、軟膏の存在が重要なのである。

17世紀のドイツの民俗学者プレトーリウスは、『ブロックスベルクの仕業』(1669年)でブロッケン山の「ヴァルプルギスの夜」について紹介している。それによれば、魔女たちはホウキの他に、雄山羊や豚、火掻き棒などに乗り、ブロッケン山へ飛んでいったという。

プレトーリウスの本には「ヴァルプルギスの夜」のイメージ絵が綴じ込まれているのだが、そこには雄山羊に乗った魔女たちが描かれている。ヨーロッパで魔女迫害が始まると、魔女は悪魔の情婦であり、雄山羊は悪魔の化身であるという考えが広がっていった。そこから、雄山羊と魔女を組み合わせた絵がヨーロッパにおける魔女像の一つのステレオタイプとして生まれたのである。

ドイツの画家アルブレヒト・デューラー（１４７１〜１５２８年）は、雄山羊の頭に背を向けて逆乗りする凄まじい魔女を描いている。スペインの画家フランシスコ・デ・ゴヤ（１７４６〜１８２８年）は、巨大な雄山羊の前で空を飛ぶ修行に励む裸の男女を描いている。また、ドイツの画家ハンス・バルドゥング・グリー

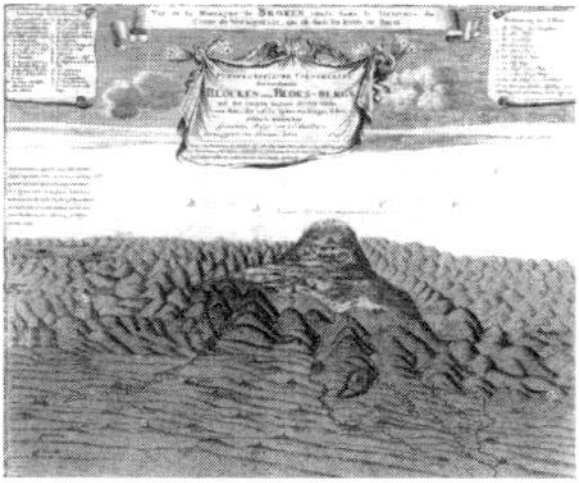

ブロッケン山は実際にはもっとなだらかな山である。17世紀の中頃はまだ人の住まぬ未開の地であったが、この絵には、すでに空を飛ぶ魔女の姿が多数描かれている。ベステホルン（銅版画）1732年

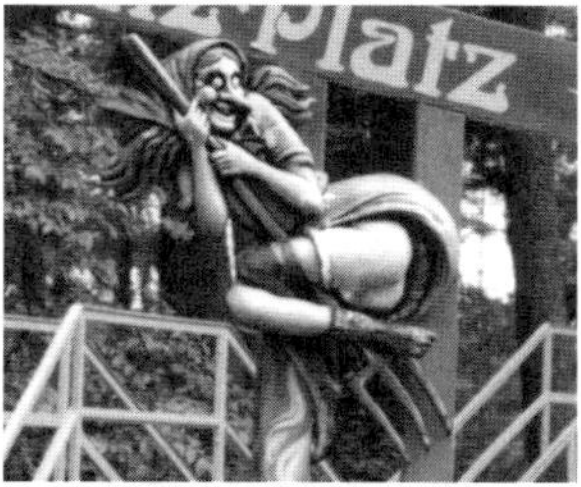

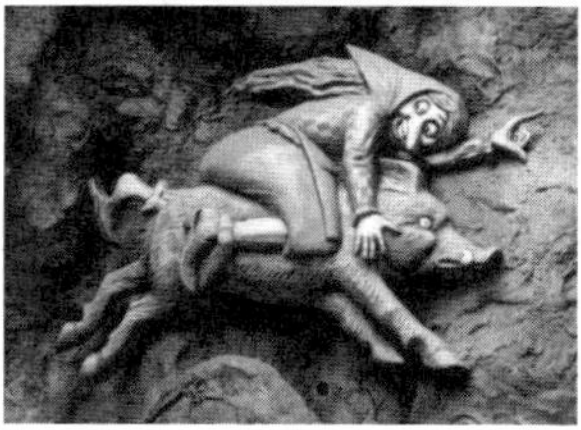

魔女の乗り物として、フォークや豚はそれほど奇異なものではない。雄山羊や火かき棒も魔女の乗り物の定番。フライツァイトパルク（ブレーメン近郊）

ン（1484～1545年）や、多くの画家たちは、軟膏を身体に塗ったり作ったりしている裸の魔女の絵を描いている。

これらの絵によって、魔女とはいかにも妖しい存在、目をそむけたくなるようなエロチックな存在だという偏見がいっそう広まったと言っていいだろう。

16世紀になって魔女狩りの嵐がドイツ全土に吹き荒れると、魔女として逮捕された多くの女たちは、悪魔に会いにサバト（黒ミサ）へ飛んでいったと自供した。どうやってサバトへ飛んでいったかというと、悪魔から空を飛べる飲み物や軟膏の作り方を教えてもらったり、あるいは直接もらったりして、それを飲んだり身体に塗

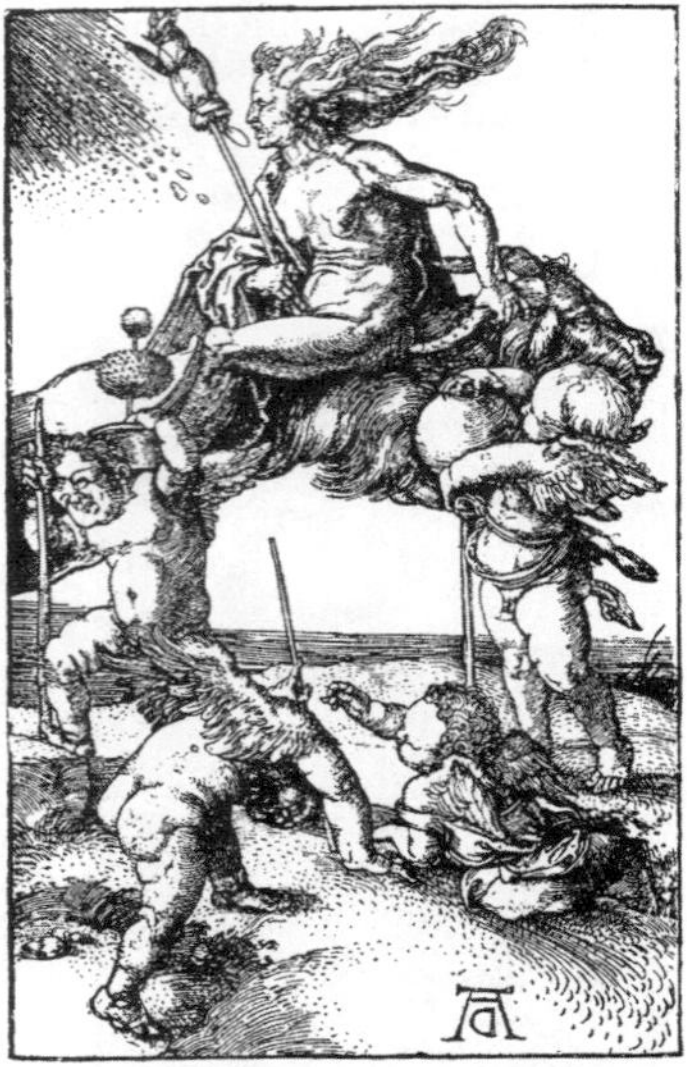

雄山羊に逆さ乗りしている魔女。魔女が手にしているのは糸巻き棒。糸紡ぎは女の大切な仕事だった。部屋に集まって糸紡ぎをする女たちはひょっとして「男」社会への不満を語り合ったかもしれない。反社会的で危険な集まりと見なされたケースもあったのではないだろうか。そのためか、糸巻き棒は魔女のシンボルと見なされた。アルブレヒト・デューラー画「魔女」1500年頃

ったりしたという。

アルザス（現フランス）のコルマールに、魔女裁判のときに使った審問官の質問リストが残っているという。それによると、たとえば「ホウキに塗った軟膏の原料は何か」「空を飛ぶときどんな呪文を唱えたか」という具合である。そして、その答えは審問官が誘導したという。

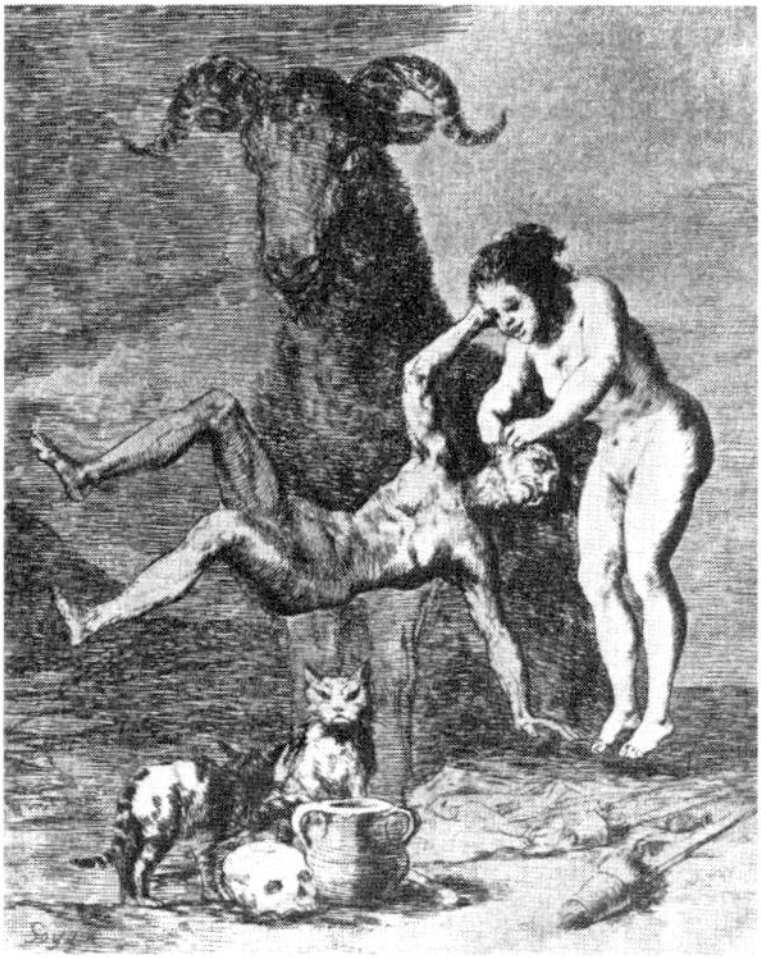

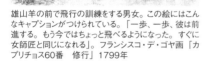

雄山羊の前で飛行の訓練をする男女。この絵にはこんなキャプションがつけられている。「一歩、一歩、彼は前進する。もう今ではちょっと飛べるようになった。すぐに女師匠と同じになれる」。フランシスコ・デ・ゴヤ画「カプリチョス60番　修行」1799年

ここでは魔女の乗り物はホウキに決まっていたようだ。追及する審問官は空を飛ぶ道具がなんであったかよりも、軟膏や飲み物を悪魔からもらったり作り方を教えてもらったと自供させることのほうが重要だった。魔女は悪魔の情婦だと証明し、魔女を抹殺することが

審問官の任務だった。こうして多くの人々が軟膏を用いて空を飛んだということになった。

　プレトーリウスは、身体に軟膏を塗らない場合もあるし、乗り物を使わない場合もあったと書いているが、魔女裁判によって魔女の飛行と軟膏が密接に結びつけられていった。

　だが、肝心の軟膏がどんなものだったかはよくわかっていない。それどころか、だいたい「魔女の軟膏」など存在しなかったという説もある。というのは、魔女裁判の記録文書に載っている軟膏のレシピは、当時の医者たちが使用していた薬をいくつか混ぜ合わせたようなものだったり、噂として流布されていたものを挙げたもに

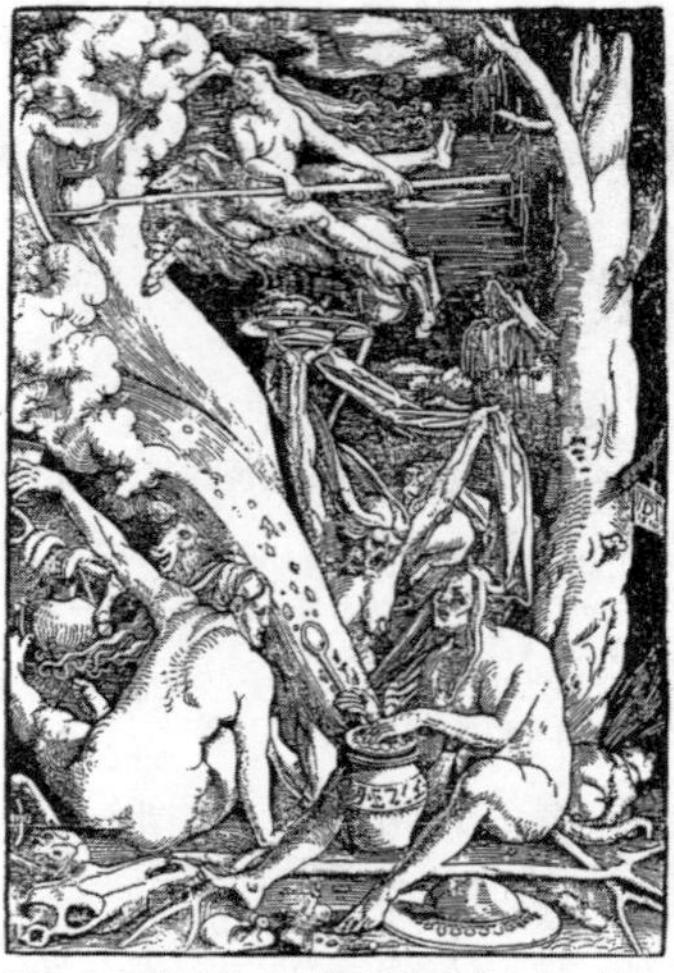

森の中で妖しげなサバトを開く魔女たち。雄山羊に逆さ向きでまたがり空を飛んでいる魔女がいる。長い二股の棒の先に挟まれた壺からは動物の脚のようなものが見える。中央の老婆がかかげる皿には気味の悪い動物の丸焼きがのっている。大きな壺を抱える女は手にひしゃくを持って、いましも蓋を開けようとしている。たなびく帯状のものは毒気か。この構図と同じような絵は当時の魔女の絵として多数描かれている。ハンス・バルドゥング・グリーン画「魔女のサバト」1510年

すぎなかったりと、信憑性に欠けるものが多かったからである。

魔女は女性だけと思っている人も多いが、魔女狩りの激しかった時代には、男女の別なく、年齢や職業も関係なく、多くの人々が魔女として告発された。その中には薬剤師や医者や学者もいた。彼らならいかにもそれらしいレシピを挙げることができた。あるいは、どうして軟膏を持っていたのかと問い詰められて、答えに窮すれば拷問される。それなら、悪魔にもらったというのが手っ取り早いと考えた人も多かったろう。

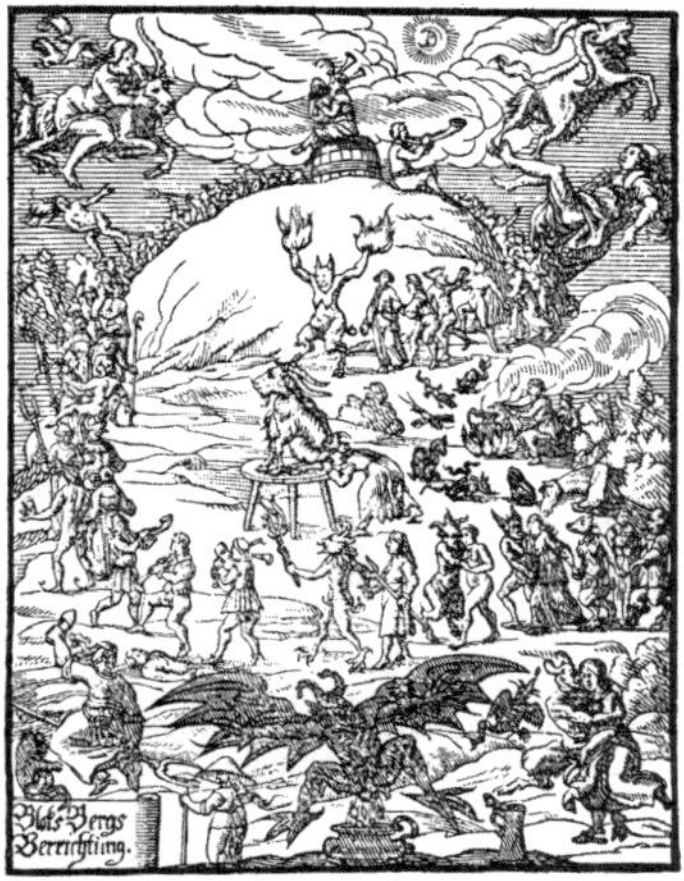

ブロッケン山頂でのサバト
悪魔の化身である雄山羊にキスをしている人々（中央）。下には脱糞している悪魔がいる。手先から火を噴いて伝令を務める悪魔たち。フォークダンスのようにペアになって踊る男女。同じような構図のサバトの絵は他にもたくさんある

それでも、「魔女の軟膏」といわれるレシピはいくつも残っている。20世紀に入り、魔女狩りについての研究が盛んになると、「空飛ぶ軟膏」の存在も関心の的になった。調べれば調べるほど、その効果について知りたくなる

のは当然で、実際に作って試した学者がたくさん出てきた。

ドイツの毒物学者グスタフ・シェンクは1902年に、古い処方に従って作った「魔女の軟膏」をある女性に塗ったそうだ。すると、彼女は昏倒して、長いこと意識を失ったような状態になった。目が覚めたとき、自分が一歩も動かなかったことをどうしても信じようとせず、空を飛んでサバトへ行ったと思い込んでいた。

1925年、ドイツの薬理学者H・ヒューナーは、「魔女の軟膏」の重要な成分とみられるナス科の薬草エキスを皮膚になすりつけたところ、素晴らしい夢のような飛行体験をしたと語っている。そして、夢の中でネコやフクロウなど動物の姿に

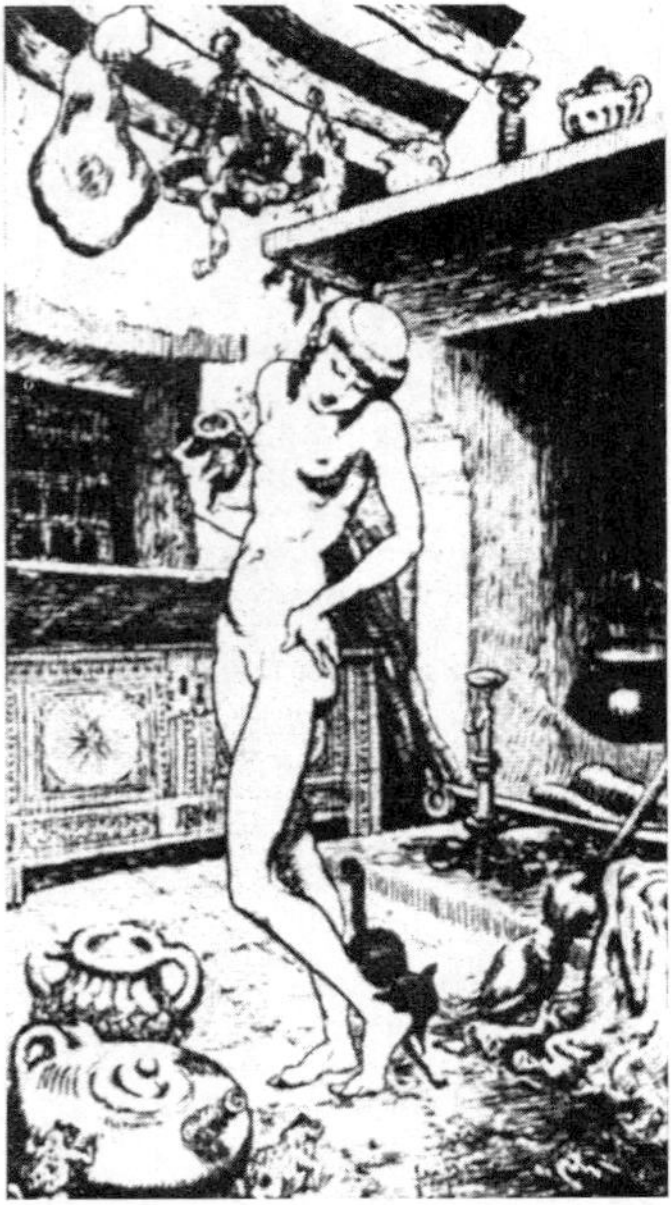

典型的なバスク地方（フランスとスペインの国境）の台所で軟膏を塗る若い魔女。（作者不詳）

変身したそうだ。

　また、ドイツの大学教授ポイケルトも1960年に同じような実験をしている。彼は、イタリア人の書いた『自然魔術』（1568年）という本に載っていた処方に従って「魔女の軟膏」を作り、友人と一緒に身体に塗ったところ、すぐに深い眠りにおちいってしまった。目を覚ましたあと二人は、恐ろしい顔が現れたり浮遊感や激しく落下するような感覚を味わったと、同じような報告をしている。

　これらの実験によって、軟膏の主成分が激しい浮遊感覚や幻覚をもたらす麻薬のような薬草だということがわかった。では、「空飛ぶ軟膏」などなかったのか、あるいは、まったくの作り話だったのかというと、そうは言えない面もある。「毒は毒をもって制す」というように、病気の治療によく効く薬には「空飛ぶ軟膏」と同じような成分をもった強い毒性の薬草が使われる。それによって幻覚を見たり、一時的に忘我の状態に

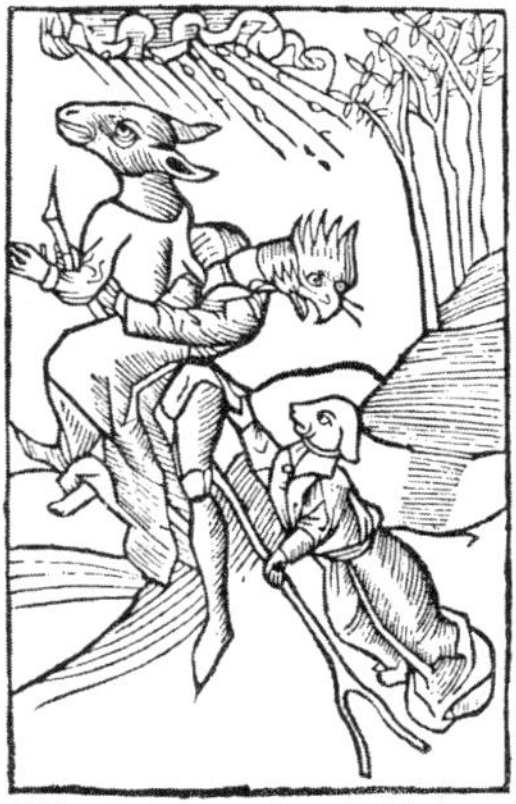
動物に変身してサバトへ行く魔女
ウルリヒ・モリトール著『ラミア』1489年頃

なったり、長期に服用したために薬物中毒のようになってしまった人々もいた。こうした麻薬を服用したのは病人だけではない。つらい現実から逃避したい人々や、社会からドロップアウトしてしまった人々にとって、神経を麻痺させるような薬物は今も昔も救いなのである。

もし彼らが魔女狩りの激しい時代に生きていたら、挙動不審で逮捕されて魔女裁判にかけられたかもしれない。そうしたら強制されなくても、空を飛んだと言ったかもしれない。かつて、このように空を飛んだと心から信じ、魔女だったと自白して抹殺されていった人々がたくさんいた。そういう意味において、空飛ぶ薬は存在したと言える。

現代では魔女の飛行は自由で素敵だというイメージがあり、そこから魔女になりたいと憧れる魔女ファンも生まれている。でも、なんのために空を飛びたいのだろうか。

心地よい風に身を任せ、スカーフを靡かせ、素敵な音楽に合わせてホウキを操り、自由自在に空を飛びたいという夢はもっともな願いではある。しかし、「空飛ぶ軟膏」がかつて多くの人々を魔女にしたてあげた歴史があったということを思えば、私たちは、飛行機やハンググライダーで我慢したほうがいいかもしれない。

それでも「空飛ぶ軟膏」とはどんなものだったか、やっぱり知りたいだろう。それでは、古いレシピをいくつか見てみよう。ただし、それらのレシピは「空飛ぶ軟膏」用と明記されていたのではない。すべてが一括して「魔女の軟膏」である。レシピに使われている材料を見て、飛行用かな、毒殺用かな、それとも何に使われたのだろうかと、その用途については推測するしかない。レシピに載っている薬草と併せて、その他に魔女の薬草と言われているものもいくつか紹介しよう。

2　魔女の軟膏

【レシピ1】
・ドクムギ、ヒヨス、ドクニンジン、赤と黒のケシ、レタス、スベリヒユをそれぞれ0・0648グラム用いる。

・これらすべてを合わせたもの4に対し、油6を処方どおりに準備する。
・この混合物31・103グラムにつき、テーバイの阿片1・296グラムを加える。

これは『世界魔女百科』(ヒメネス・デル・オソ著)に紹介されている魔女の軟膏のレシピである。イタリアの哲学者にして数学者であるジェロラーモ・カルダーノ(1501〜1576年)の『デ・スブティィリターテ(精妙について)』に載っていたものであるという。

私は薬草の専門家ではないので、このレシピを見て、これがどのような効果をもたらすものか薬学的に判断することはできない。0・0648グラムというのはいかにも妖しい数値のようだが、これは火薬などを量るときの単位・グレーンの1グレーンに相当するのだそうだ。

レシピにある「赤と黒のケシ」というのは、おそらく赤い花と黒い種子のことだろう。また、「テーバイの阿片」というのは、テーバイ産のアヘンという意味だろう。テーバイといえば、ソフォクレスの『オイディプス王』の舞台となったギリシャの地方都市かルクソール神殿で有名なエジプトの古代都市が思い浮かべられる。

どちらも同じテーバイ（テーベ）であるが、エジプトのテーバイはケシの栽培地として有名だったというから、このレシピにあるのはエジプトのテーバイ産アヘンだと思っていいだろう。

ちなみに、アヘンの主成分の一つにテバインという成分がある。これは20世紀になって命名されたものだが、その名の由来はこのエジプトのテーバイにちなんでつけられたのかもしれない。

16世紀にロートリンゲン（現在のフランス北東部ロレーヌ地方）で古い壺が発見された。中身を分析した結果、ベラドンナ、ヒヨス、マンドラゴラ、ドクニンジンが見つかり、この壺には「魔女の軟膏」が入っていたのだろうということになった。カルダーノのレシピや壺の中身から判断すると、幻覚作用の強いものが多く見られるので、これは飛行用かもしれない。

［ヒヨス］

ヒヨス（*Hyoscyamus niger*）は古代から魔法の力をもつ薬草だと認められていた。それはヒヨスがもっている毒成分のためだった。ナス科のヒヨスに含まれるアルカロイドのヒヨスチアミンやアトロピン、スコポラミンが副交感神経や中枢神経に作用し、重量感を喪失させ、宙を飛ぶような感覚にさせる。こうした酩酊感や幻覚症状が魔法のしわざに思え、ヒヨスは「空飛ぶ軟膏」の重要な材料になったのである。

ナス科の植物には、ジャガイモやトマトのように栄養豊かで美味しいものもあるが、アルカロイド系の毒成分をもっているものが多い。アルカロイドという言葉は恐ろしい毒素としてよく耳にするが、アルカロイドという単一の物質があるわけではない。

アルカロイドというのは、動物にたいして特別に強い作用をもつ塩基性窒素を含む有機化合物の総称で、そこには約2000種以上もの物質が含まれている。なかでも強い毒性をもつものに、ヒヨスのヒヨスチアミンとスコポラミン、ベラドンナのアトロピン、トリカブトのアコニチン、チョウセンアサガオのスコポラミンなどがある。

例えていえば、アルカロイド家は恐ろしい家系で、この一家の数は多く、どれもこれもみな似たような、恐ろしい毒をもっている。ヒヨスチアミンはアルカロイド家を代表する一員ということになる。「魔女の軟膏」として挙げられた植物の多くが、ナス族の流れをくむアルカロイド家の一員である。ただし、強い毒性をもった植物は、それをうまく使えば効果のある薬になる。ヒヨスに含まれるスコポラミンは、手術のときに筋肉を弛緩させたり、乗り物の酔い止めに効果がある。ヒヨスの葉には痛みを和らげる成分が含まれている。しかし、

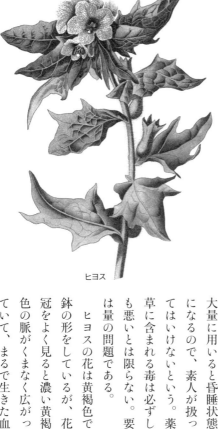

ヒヨス

大量に用いると昏睡状態になるので、素人が扱ってはいけないという。薬草に含まれる毒は必ずしも悪いとは限らない。要は量の問題である。

ヒヨスの花は黄褐色で鉢の形をしているが、花冠をよく見ると濃い黄褐色の脈がくまなく広がっていて、まるで生きた血

管を見るようで、ちょっと気味が悪い。中身も見た目も「魔女の薬草」にふさわしい。

［ドクニンジン］

ヒヨスと同様、ドクニンジン（*Conium maculatum*）もカルダーノのレシピとロートリンゲンの壺に共通して挙がっているが、こちらの毒は猛毒の最たるものである。この毒を服用すると身体が硬直し、足のほうから徐々に麻痺が始まり、最後は呼吸困難になって窒息死する。しかも、死に至るまで意識がはっきりしているというから恐ろしい。

古代ギリシャでは、死刑執行にこの毒を用いたという。ギリシャの哲人ソクラテスが獄中で仰いだ毒杯はドクニンジンの汁だったと伝えられている。彼は最後まで意識を失うことがなかったという。

ドクニンジンはセリ科の植物で、その茎には赤色の斑点があり、夏に散形花序の白い花が咲く。ドクニンジンにはアルカロイドのコニインが含まれている。面白いことに、ドクニンジンの毒性は一定しない。地上部分では日照の多寡によって毒の濃度が変わるので、土中の根の毒成分がいちばん安定しているそうだ。

同じセリ科の食用ニンジンの根は赤いが、ドクニンジンの根はとても貧弱な形で、生気のない皮膚みたいな土気色をしている。だが、毒の力は凄い。古代ギリシャの哲学者デモクリトス（紀元前４６０～３７０年頃）は、林を根絶やしにするには、ハウチワマメ（ルピナス）の花をドクニンジンの汁に一日漬けておき、それを木の根にふりかければいいと述べている。林を消滅させるほどの毒性とは凄い。だが、昔は神経の病に有効な薬草として用いられたこともあったようだ。

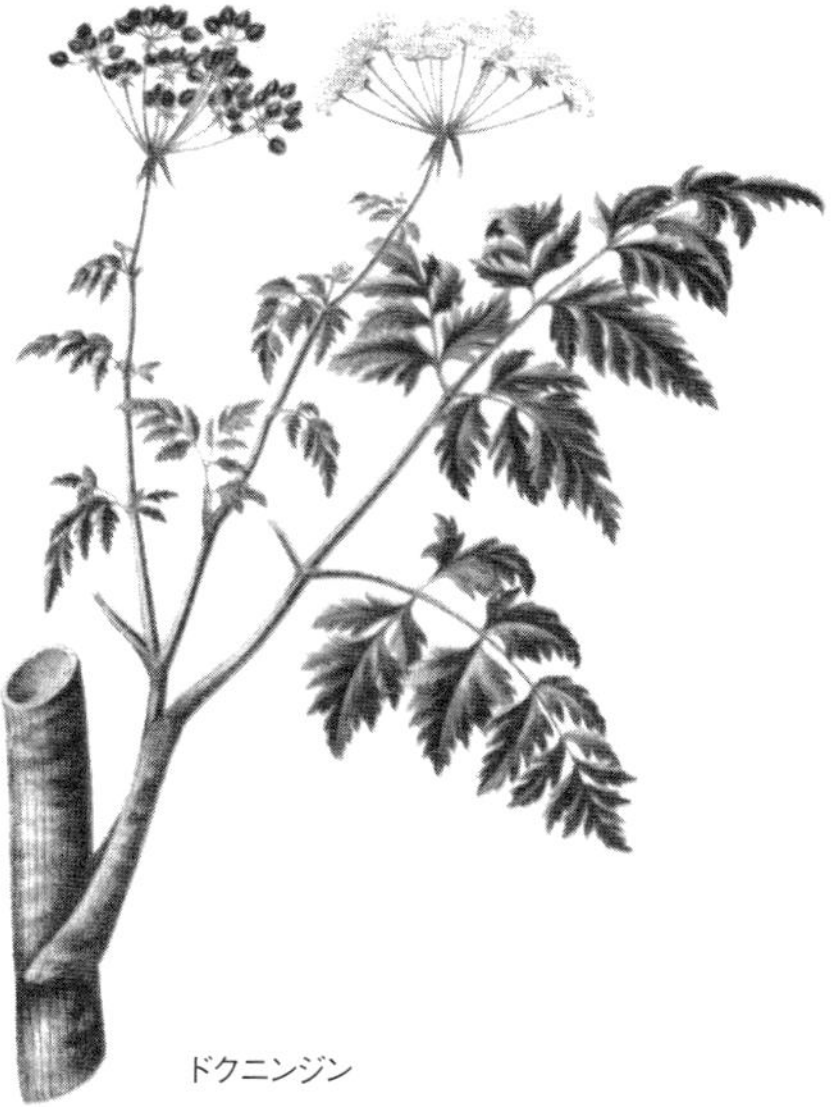
ドクニンジン

ドクニンジンは、ネズミの尿のような嫌な臭いがするという。いかにも邪悪な魔女のイメージにぴったりで、「魔女の薬草」の資格はじゅうぶんと言えそうだ。

［ドクムギ］

ドクニンジンのように、名前にドクとついていれば有毒植物だとすぐわかる。だから、魔女の薬草としてよく名の挙がるドクムギも毒成分を含んだムギなのだと思っていたが、そうではなかった。れっきとした学名をもったドクムギ（*Lolium temulentum*）もあるが、魔女の世界でいうドクムギはそれとは別で、ムギそのものに毒があるのではなく、有毒な菌が穂に寄生したムギのことを指しているようだ。

この菌は子嚢菌というカビの一種で麦角菌《ばっかくきん》（*Claviceps purpurea*）といい、オオムギやコムギなどイネ科の植物に寄生する。生長した麦角は黒いバナナか牛の角のような形になり、よくライムギの穂の間に姿を見せる。

この麦角が秋になると地に落ちて、土中で冬を越し、春には小さなキノコのようなものになる。そこから生ずる無数の胞子が風や昆虫によって運ばれ、ふたたびイネ科の穂につく。

麦角にはアルカロイドが含まれているので、多量に摂取すると麦角中毒をおこし、めまい、吐き気、幻覚、痙攣を引きおこす。だが、子宮収縮作用が強いので、子宮収縮剤や分娩促進剤として用いられる。

この塊は普通の穀物とは段違いに大きいので、ドイツ語では「穀物の母」(Mutterkorn)といい、これが魔女のドクムギである。芽が出たての頃は菌がついているかどうかわからないので、疑わしくてもそのままにしておき、脱穀するときに注意して取り除いたという。

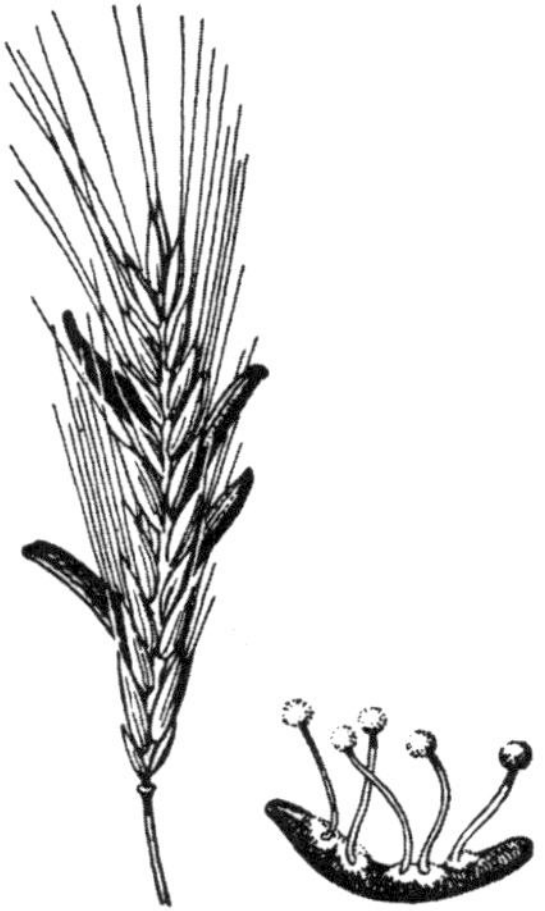
麦角菌

新約聖書のマタイ伝にこんな話がある。ある人がよい種を蒔いたが、彼の敵が夜中にやってきてその中にドクムギを蒔いていった。やがてムギが実ったときに、ドクムギも姿を現した。その人のしもべたちが、それを抜き取ろうとした。すると、その人は、そんなことをしたらよいムギも一緒に抜き取ってしまいかねないから、そのままにしておきなさい。収穫のときに取り分ければいいと言った。

イエスは人々に説教をするとき、日常生活に密着した譬《たと》え話をする。このドクムギの譬えは、人間がよい人間だったか悪い人間だったかは最後の審判のときに神が決めるのだから、神に引き抜かれないような生き方をせよということだろうと思う。脱穀のときにいまいましいと思いながらドクムギを取り除いた農民にとっては、この譬えは納得のいく話だったかもしれない。

［トリカブト］

強い毒成分を含む薬草は殺人用に使われた。キンポウゲ科のセイヨウトリカブト（*Aconitum napellus*）もその強烈な毒のために、魔女の薬草の一つに数えられている。トリカブトの毒は古代から毒矢に用いられ、暗殺にも用いられてきた。現代でも、これを使った殺人事件がしばしば起きている。

その毒はこれに勝るものはないと言われるほどである。全草、根から花粉に至るまでアルカロイドのアコニチンという猛毒を含んでいて、数グラムで死に至る。臭気を嗅いだだけで気絶したとか、サソリでさえこの草を投げつけられるとぐったりしてしまうなどと昔の本に書いてあったので、さすがトリカブトだと思った。

　ところが、専門家の話ではトリカブトの根は臭くないという。邪悪な魔女なら、きっと猛烈な臭気を発しているにちがいないと勝手に思い込み、だったら毒の強い魔女の薬草は臭くて当然だと考える人々がいたのかもしれない。こうして、ありもしない説がまことしやかに作り上げられたのである。

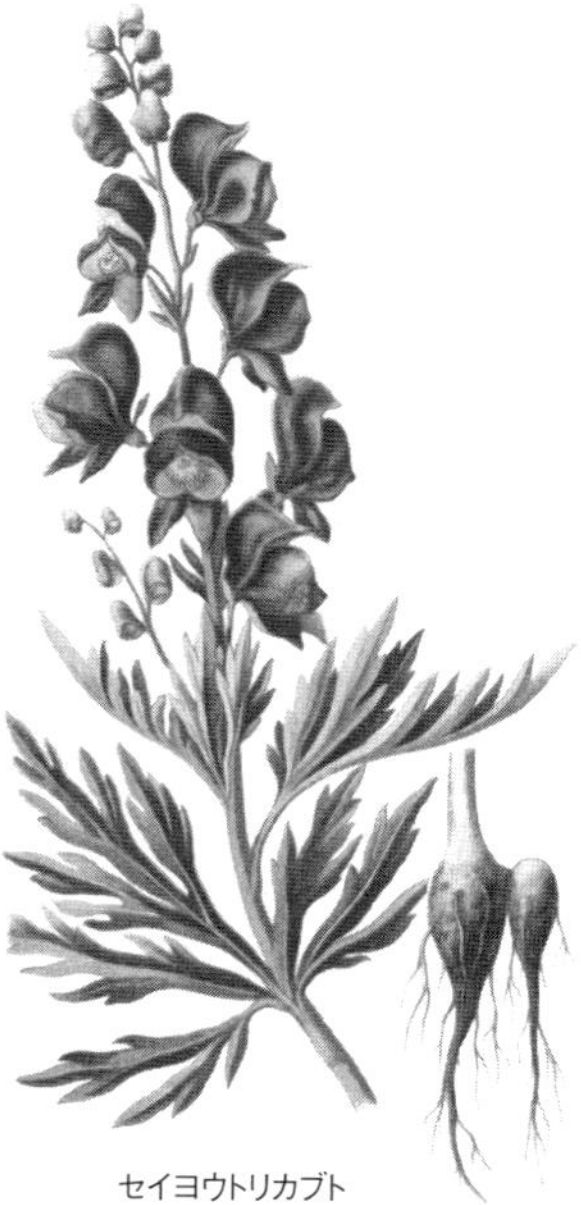

セイヨウトリカブト

　16世紀のこと、ある貴族が強力な解毒剤を手に入れたので、その効果を試してみたいと思い、死刑囚にトリカブトを飲ませた。だが、解毒剤はなんの足しにもならず、死刑囚は苦しみながら死んでしまったという。ひどい話である。

トリカブトの花は烏帽子に似ている。ドイツ語では「鉄の帽子」(Eisenhut)、英語でも「修道士の頭巾」(Monkshood)というように、その花の形から命名されたことがわかる。トリカブトが恐ろしい毒草であることはあまりによく知られているせいか、この美しい紫の花帽子が無条件で邪悪に見えてしまう。しかも、山中で容易に見つけることができるというから、なお怖い。

【レシピ2】

・人間の脂肪　100グラム
・高い純度のハシシュ　5グラム
・アサの花を片手に半分
・ケシの花を片手に半分
・ヘレボルスの粉末をひとつまみ
・挽いたヒマワリの種をひとつまみ

このレシピも魔女の軟膏と伝えられているが、出所不明である。見た感じでは、飛行用の可能性が高そうである。

ヒマワリの種が入っているので、16世紀後半になって作られたのではないかと思われる。というのは、ヒマワリは1570年頃にヨーロッパにもたらされたからである。ところで、ここに「ヒマワリの種」と書いたが、専門家の方から「正確には種子ではなく果実なのだ」と教えてもらい、びっくりした。

［アサ］

空飛ぶ軟膏は、麻薬性の成分を含んだ薬草から作られたものだったと考えられる。それらの多くは皮膚から吸収され、幻覚や飛翔感を生む。こうして、身体に軟膏を塗り空を飛ぶ魔女というイメージが生まれた。

同じような幻覚症状をもたらすアサ（*Cannabis sativa*）も当然ながら空飛ぶ軟膏の材料として挙げられている。アサは中国では紀元前5世紀頃にリウマチや痛風の治療薬として使われていたが、今は薬用として用いられることはない。アサは、麻薬として利用されるときにタイマ（大麻）と言われる。

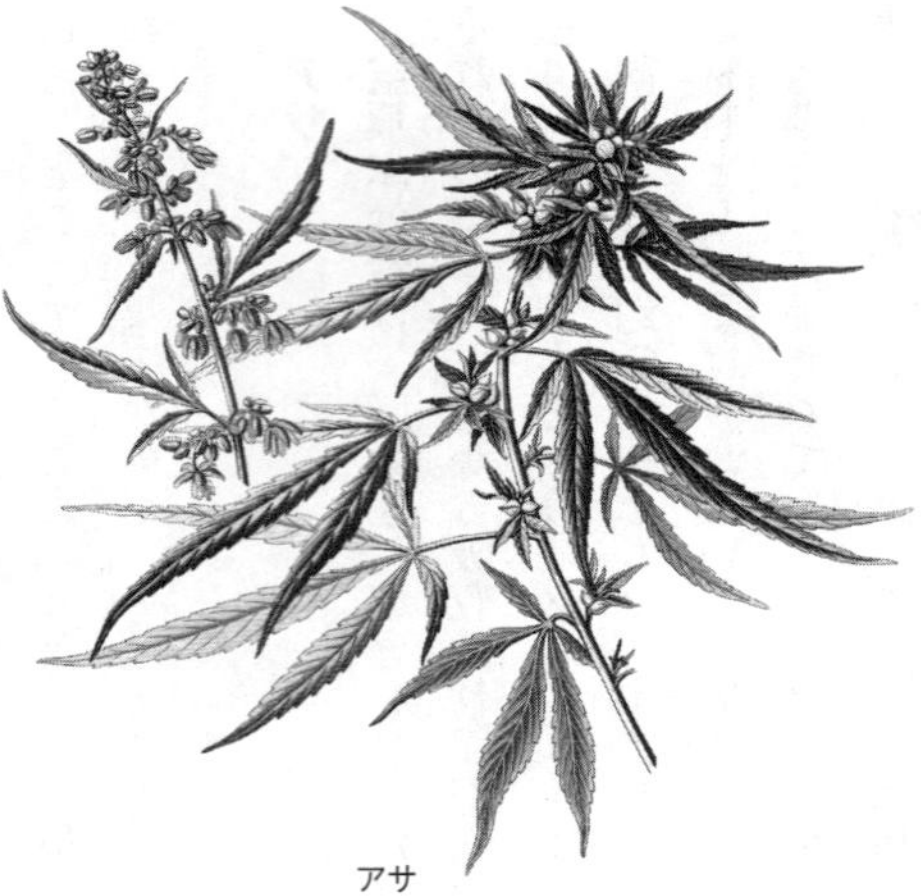

アサ

インド産のタイマは特に活性成分が強く、時間の観念や感情のコントロールが失われ、夢幻の境地におちいる。アサを収穫していると奇妙な発作に襲われることは昔から知られていた。「アサ酔い」という言葉があるそうだ。

サンスクリットの写本に、タイマをベースにした「神の飲み物」という言葉がある。タイマは大昔から宗教儀式に使われていたようだ。古代ゲルマン人も、死者を埋葬したあとの清めの儀式にタイマを使用したといわれている。

咲き始めたばかりでまだ受粉していない雌花の先端部から得られる樹脂に、テトラヒドロカンナビノールやその他の麻酔成分が含まれていて、これらが神経に強い影響を与える。この樹脂を板状や棒状に加工したものがハシシュであり、茎頂の若葉を刻んでタバコに混ぜたものがマリファナである。日本では、大麻取締法によって栽培が規制されている。

アサは捨てるところがないほど役に立つ植物である。古代ローマの博物学者プリニウスは、『博物誌』（77年）の中で、ロープを作るのに最も適していると言っている。アサの繊維は夏服の代表的な布地の材料になる。実は七味唐がらしやパンのトッピングに使われ、この実の油でワニスや石鹸を作り、ペンキの溶解にも使われる。アサの皮をはいだあとの茎はオガラといい、盂蘭盆《うらぼん》の迎え火や送り火に使う。火がつきやすいからだろうが、儀式用のタイマだけでなく、皮をはいだオガラまであの世の往来に使われるとは面白い。

［ケシ］

毒の効果が強ければ強いほど「魔女の薬草」としての評価は高くなる。眠りや忘却をもたらすケシ（*Papaver somniferum*）も地位の高い「魔女の薬草」である。

ヒナゲシあるいはポピーといえば可憐な赤い花を、ケシの種子といえばパンやお菓子を思い浮かべる。ケシは、蒴果《さくか》と呼ばれる果皮の薄い乾いた果実を作り、これが熟すと細かい種子を撒き散らす。成熟する前の未熟な蒴果から出る乳液に約25種ものアルカロイドが含まれていて、この乳液を乾燥させたものがアヘンである。

17世紀後半にイギリスの医者がこの乳液を調合してアヘンチンキという万能鎮痛剤を作りだし、同じ頃、アヘンは麻薬として吸われだし、中毒症状が確認されるようになった。ところが、アヘン中毒だけで終わりにならないところがケシの凄さである。

19世紀に入って、今度はオーストリアの薬剤師がアヘンから麻酔活性のあるアルカロイドを抽出し、それをモルヒネと名づけた。少

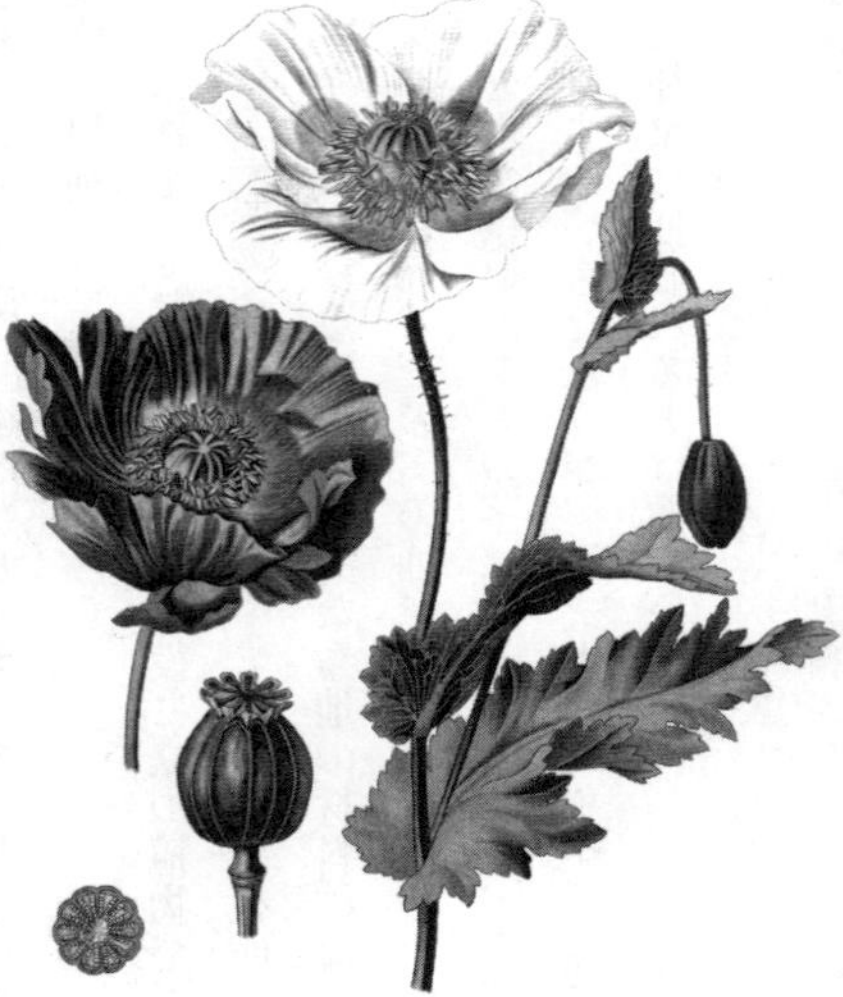
ケシ

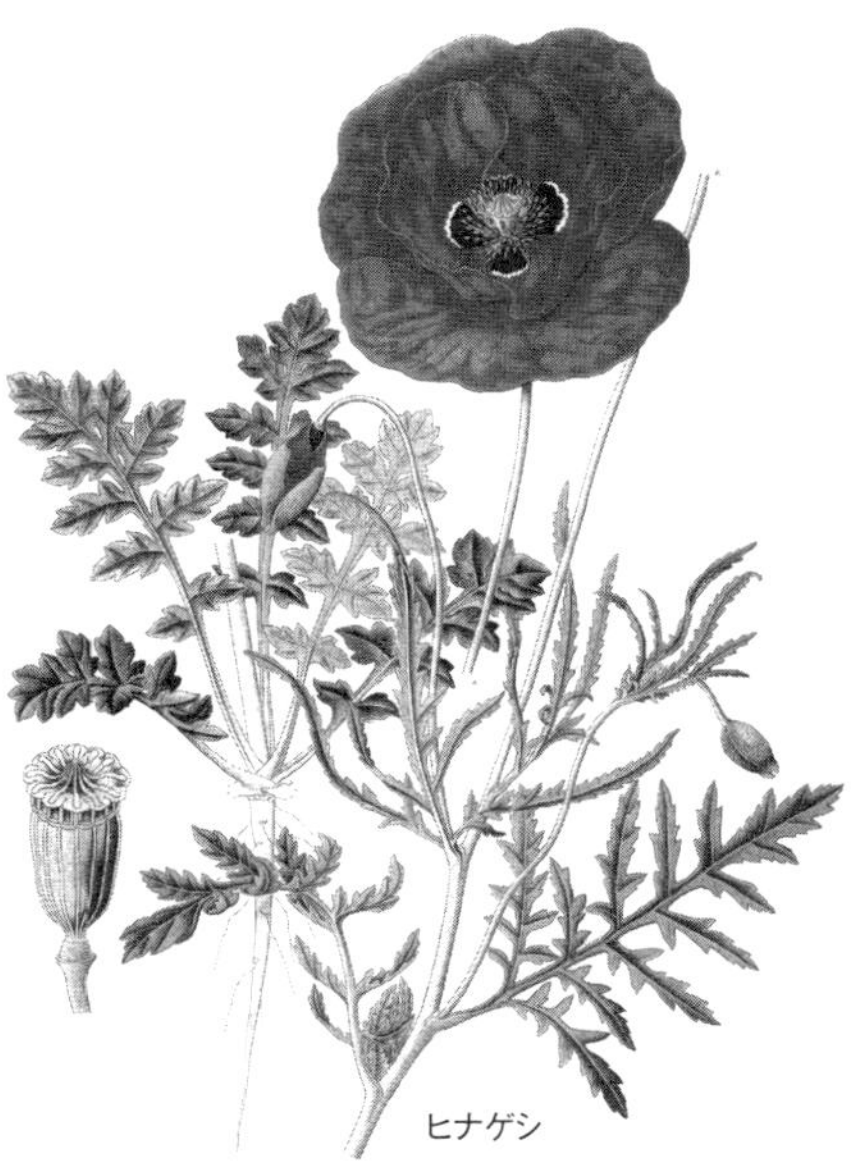

ヒナゲシ

量なら脳に適度な作用をして鎮痛効果は抜群、快い陶酔感も味わえるが、アヘンよりも依存症状は強い。19世紀中葉には、フランスの薬剤師がケシの成分アヘンからコデインを分離させた。これは咳止めに非常に効果があった。モルヒネより弱いとはいえ、中毒症状もある。

その後、ドイツ人の化学者がモルヒネを原料にして、もっと強力な作用をもつ化合物を合成した。これが麻薬の中の麻薬といわれるヘロインである。美しい花を咲かせるケシだが、アヘンやモルヒネ、ヘロインの母なのだから恐ろしい。ケシも「魔女の薬草」としての資格はじゅうぶんである。

現在、観賞用に栽培されているケシの仲間はほとんどがヒナゲシ（ポピー）である。ヒナゲシも、ケシの特徴として茎を折ると乳液が出るが、これには麻薬成分は含まれていない。

ケシは、すでに紀元前３０００年頃、古代メソポタミアのシュメール地域で栽培されている。ケシは古代から眠りと忘却をもたらす薬草として知られていた。そういえば『オズの魔法使い』では、主人公のドロシーたちがケシの畑に入ってバタバタ倒れて眠り込んでしまう場面があった。

中国は楚の国の武将項羽《こうう》の愛人、虞姫《ぐき》の話もケシに関係する。彼女は、項羽が漢の劉邦《りゅうほう》に負けて自殺したあと、自刃する。その血の中に真っ赤な花が咲いた。それが虞美人草、ヒナゲシだったという。この自刃の話は史実ではないそうだが、いずれにせよ、虞姫をケシの花の美しさになぞらえたのだろう。それにしても血なまぐさい。

また、この草の名をタイトルにした夏目漱石の小説『虞美人草』も思い浮かぶ。女主人公藤尾は気位の高い女性で、心に決めた男性に裏切られ「虚栄の毒を仰いで」死んでしまう。タイトルからみて、ケシの毒を仰いだのだろうと早とちりしたが、そうではなかった。

彼女は男に裏切られたと知って、顔の筋肉が急に動かなくなり、手足が硬くなり、中心を失った石像のように床の上に倒れて死ぬのである。もし、藤尾の仰いだ毒が本物のケシの毒だったら、彼女はヘロイン中毒で苦しむことになっただろう。

［ベラドンナ］

虞美人草のように花と女性を結びつける話は多いが、「魔女の薬草」と女性を結びつけるなら、そのトップはベラドンナ（*Atropa belladonna*）だろう。

ベラドンナは「美しい婦人」という意味である。鎮静作用が強力で、筋肉を弛緩させる。葉や根の汁を目にさすと、ベラドンナの成分アトロピンの作用で瞳孔が開き、輝くようになる。そ

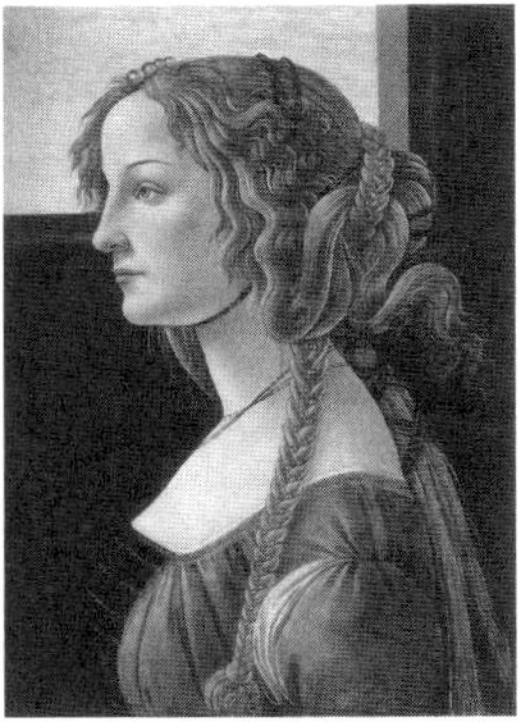

こんな美しい目になればと思ってベラドンナの汁を目にさした女性も多かったのだろう。ボッティチェリー工房作「婦人の肖像」1480年代半ば

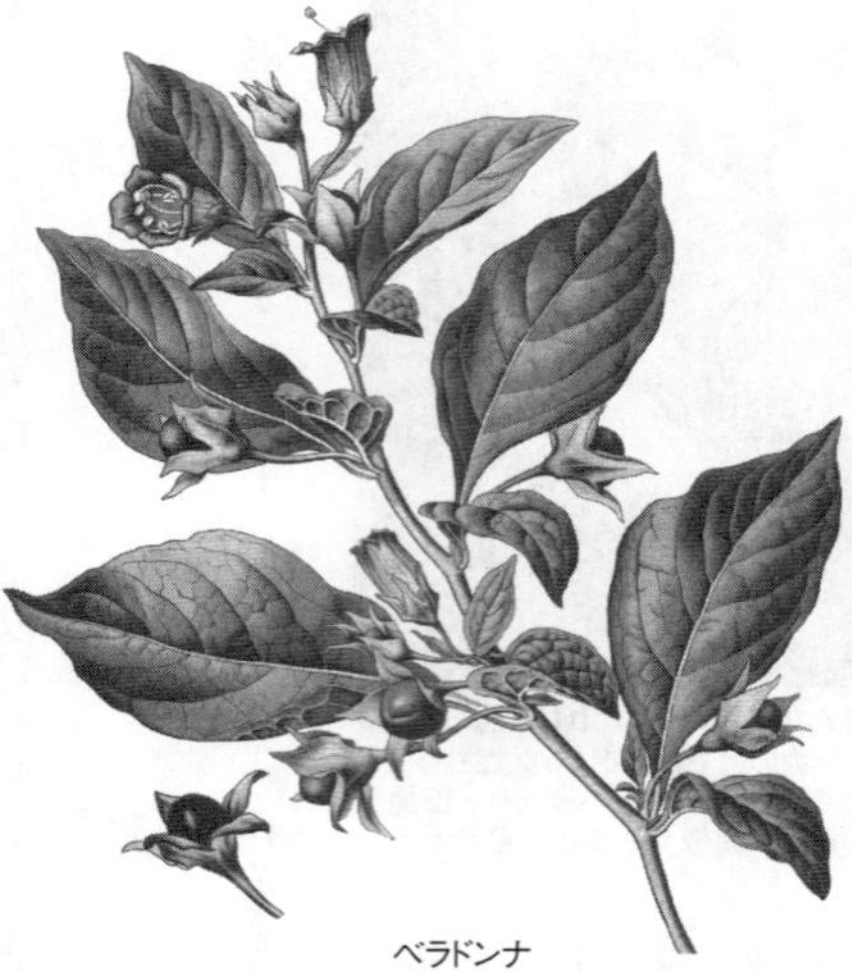

ベラドンナ

れで、イタリアの女性たちはこれを好んで用いたという。たしかに、大きく見開いた瞳孔で見つめられたら、吸い寄せられるような不思議な気持ちになりそうだ。

瞳孔を開く検査を受けたことがある人なら知っていると思うが、焦点がぼけてしまい、しかも眩しくて何も見えない。だから、本当に自分が美しく見えるかどうかは残念ながら確認はできない。

ちなみに薬剤師の話によると、アトロピンの散瞳作用は1週間以上も続くので、検査内容によっては利用することもあるが、今は数時間で元に戻るトロピカミドという薬を使っているそうだ。

ドイツ人の医師シーボルト（1796～1866年）は日本にやってきたとき、

ベラドンナを携えていたようだ。そして、江戸の眼科医の前で実際にこれを使って眼の手術をしてみせた。その効力に医師たちは驚嘆し、その薬草の名前を知りたがった。シーボルトは差し出された日本の植物図鑑を見て、日本に自生している「ハシリドコロ」(*Scopolia japonica*)がそれだと告げた。

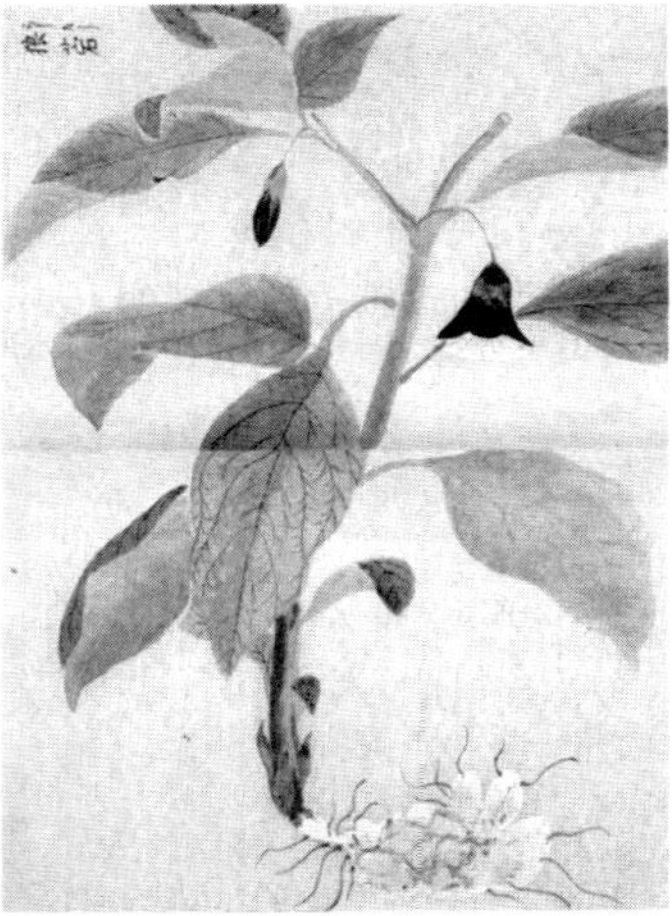
ハシリドコロ

ハシリドコロもベラドンナも同じナス科で、葉や花も似ているし、同じアルカロイドのヒヨスチアミンやアトロピン、スコポラミンを有している。だから、ハシリドコロを用いても瞳孔は開く。ハシリドコロはヤマイモ科のトコロ(オニドコロ)の根に似ているので誤って食べることがあり、そうすると発狂状態になって走り回ることから、この名がついたという。

ベラドンナは、英語では「命を奪うナス属」(Deadly Nightshade)、ドイツ語では「気が狂ったサクラン

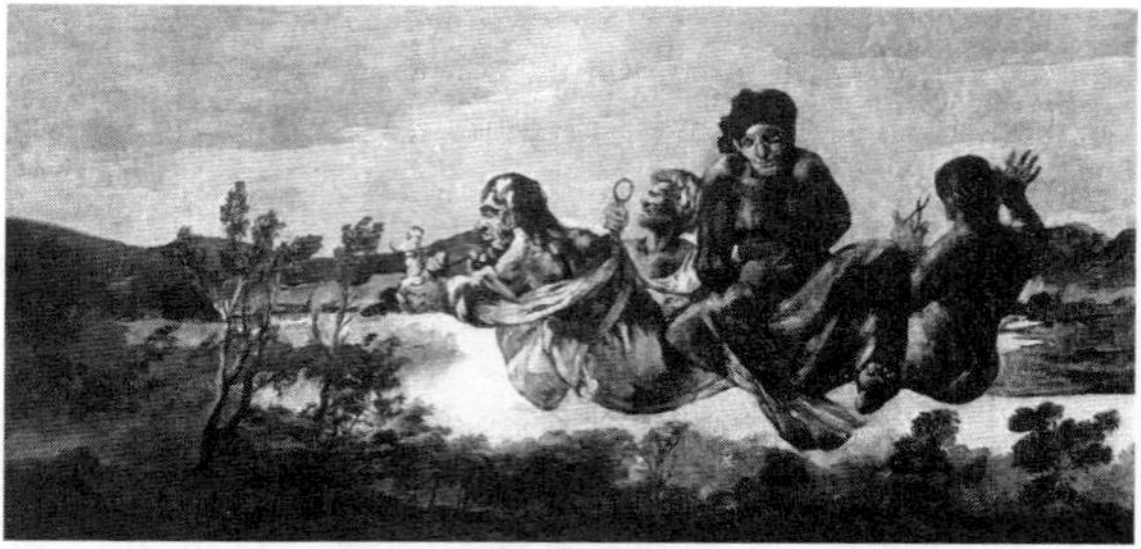

運命の女神たち——命の糸を切るアトロポスは右端。手に鋏を持って描かれている。ゴヤ画「黒い絵　アトロポス（運命）」1820〜1823年

ボ」（Tollkirsche）という。どちらも恐ろしい名前だが、学名のアトロパ・ベラドンナには負けそう。アトロパは、ギリシャ神話の女神アトロポスから来ている。アトロポスは未来の糸を断ち切る死の女神である。「魔女の薬草」としては「未来の糸を断ち切る美しい女」と言ったほうがだんぜん凄味がある。

中世のドイツで活躍した尼僧院長ヒルデガルト・フォン・ビンゲン（１０９８〜１１７９年）によれば、ベラドンナが繁るところは邪悪な場所で、悪魔がやってくるという。ドイツの森でベラドンナを見かけたことがある。光沢のある暗黒色の艶やかな丸い実はいかにも美味しそうに見え、口に含んで嘗めてみたくなる。だが、5粒から10粒で確実に人を死に追いやるそうだから、恐ろしい女である。

［チョウセンアサガオ］

またナス科になるが、チョウセンアサガオの仲間（*Datura* spp.）も「魔女の薬草」として別格である。チョウセンアサガオがヨーロッパに入ってきたのは比較的遅く、メキシコや北アメリカから17世紀になってもたらされたそうだ。

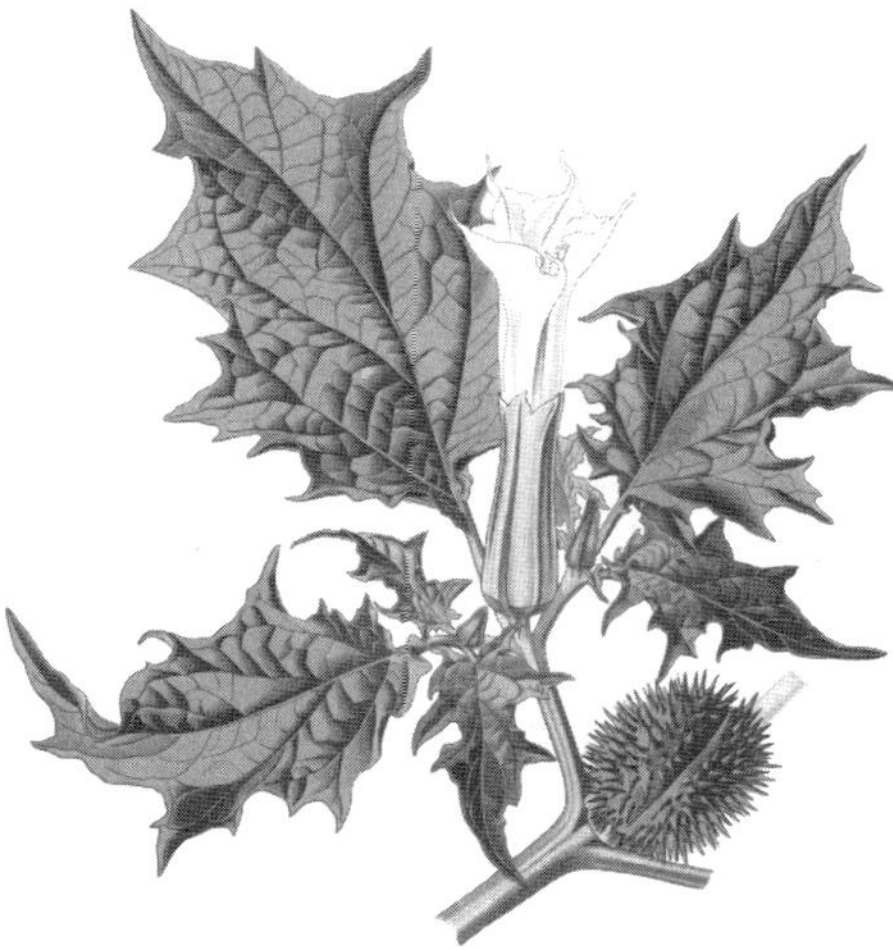

シロバナヨウシュチョウセンアサガオ

花はアサガオに似た大きなラッパの形で、蒴果は刺《とげ》で被われ、中には細かい種子が無数に入っている。これが猛毒の主である。その毒成分は、ナス科に共通するアルカロイドのスコポラミン、ヒヨスチアミン、アトロピンである。これらの成分を摂取すると神経が麻痺し、錯乱状態におちいり、死に

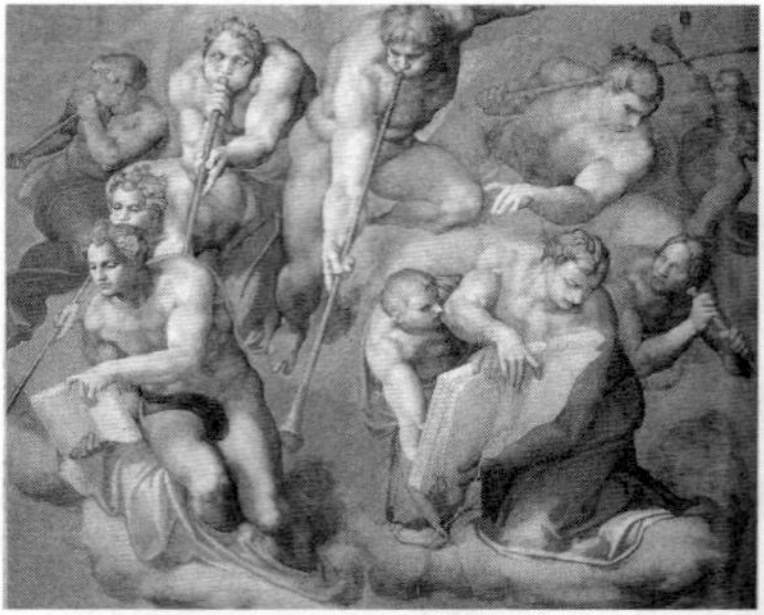

最後の審判を告げる天使たちのトランペット。これらの天使には翼がない。一般にイメージする天使とは異なる筋肉隆々とした姿は迫力がある。ミケランジェロ画「最後の審判」1541年、システィナ礼拝堂（バチカン）

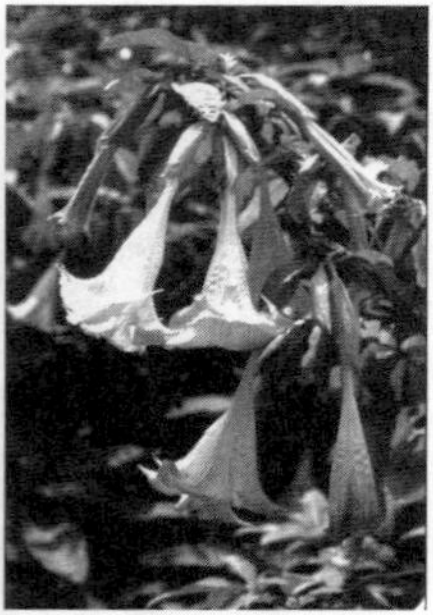

エンジェルストランペット

至ることもある。

ドイツ語では「刺のあるリンゴ」（Stechapfel）または「悪魔のリンゴ」（Teufelsapfel）とか「雷の球」（Donnerkugel）と言うが、その由来はこの刺のある蒴果の形にある。

日本にも江戸時代に入ってきている。紀州の医師華岡青洲（1760〜1835年）は、6種類の薬草を調合して全身麻酔薬の「通仙散」を発明した。その一つがマンダラゲ（曼陀羅華）、つまりチョウセンアサガオ（*Datura metel*）だった。

曼陀羅華は極楽に咲くという架空の花である。チョウセンアサガオの毒を摂ると、極楽に昇ったような気持ちになったり狂ったような幻覚を見たりするので、別名曼陀羅華と言われているのである。

江戸時代に渡来したチョウセンアサガオは、栽培が難しいうえに薬用化するには採算が合わないということで、その後、日本ではほとんど見られなくなった。しかし、最近は近縁種のエンジェルストランペット（*Brugmansia* spp.）が一般家庭の庭先でよく見られる。天使のトランペットという名前やみごとに大きなラッパの形をした花が愛でられるのだろうが、これにも毒成分がある。

イエスの受胎をマリアに告げたのは大天使のガブリエルだった。イエスが生まれたとき祝福のラッパを吹き鳴らしたのも大勢の天使だった。天使は祝福のシンボルになり、クリスマスツリーに可愛い姿で飾られるようになった。

しかし、この世の終わりがどんな恐ろしい形でやってくるかを『ヨハネの黙示録』で告げ知らせているのも、「ラッパのような声」の天使たちである。「最後の審判」に立ち会ってラッパを鳴らすのも天使たちである。天使のトランペットは耳に快いものだけではない。悪魔は、神に逆らって天国から落とされた天使、つまり堕天使である。天使という名前に騙されないように注意しないといけない。

【レシピ3】
・新生児の肉
・ケシ
・イヌホオズキ
・トウダイグサ
・ドクニンジン
これらを煮て粥状にする。

身の毛がよだつような恐ろしいレシピである。16世紀に活躍したスイスの医学者パラケルスス（1493〜1541年）が推理したものだそうな。魔女の夜「ヴァルプルギスの夜」を紹介したプレトーリウスの著作『ブロックスベルクの仕業』に載っていたものである。

読むだけで吐き気がするのは新生児の肉が挙げられているからだろう。「魔女の軟膏」のレシピには、人間の脂肪や新生児の肉がよく載っている。

軟膏は塗りやすくないといけないので、動物の脂肪を入れることが多い。その脂

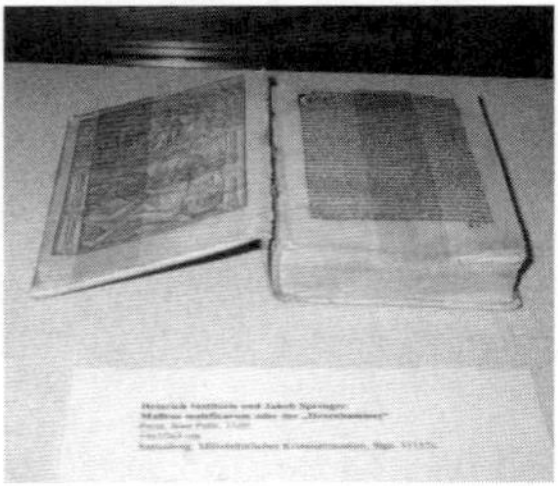

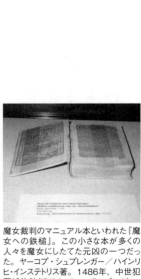

魔女裁判のマニュアル本といわれた『魔女への鉄槌』。この小さな本が多くの人々を魔女にしたてた元凶の一つだった。ヤーコプ・シュプレンガー／ハインリヒ・インステトリス著。1486年、中世犯罪博物館（南ドイツのローテンブルク）

を人間の脂肪や新生児の肉から採るというところがいかにも「魔女の軟膏」らしくみせる。

魔女狩りの初期に、『魔女への鉄槌』（１４８６年）という本がドイツ人の神学者２人の共著で出版された。この本は、魔女とは何かを詭弁を弄して証明しようとし、魔女の疑いのある者をどうやって自供に追い込むか、自白したらどういう処罰を与えるかという、まさに魔女裁判のマニュアル本ともいえる内容だった。

その中で著者は、産婆を魔女以外のなにものでもないと言い立て、産婆は生まれたばかりの赤子を空中高く放り投げて悪魔に渡すと強い調子で弾劾し、産婆への憎悪をあらわにしている。

産婆がやり玉にあげられるには、いくつか理由がある。アダムとイヴは神の命令に背いて、食べてはいけない知恵の木の実を食べて楽園を追われた。そのとき、神はイヴに「わたしは、あなたのみごもりの苦しみを大いに増す。あなたは、苦しんで子を産まなければならない」（創世記　3章16節）と告げた。出産の痛みは神に逆らった罰だというのである。だから、産婦の苦しみをできるだけ少なくしようとする腕のいい産婆は、神に逆らう者ということになる。

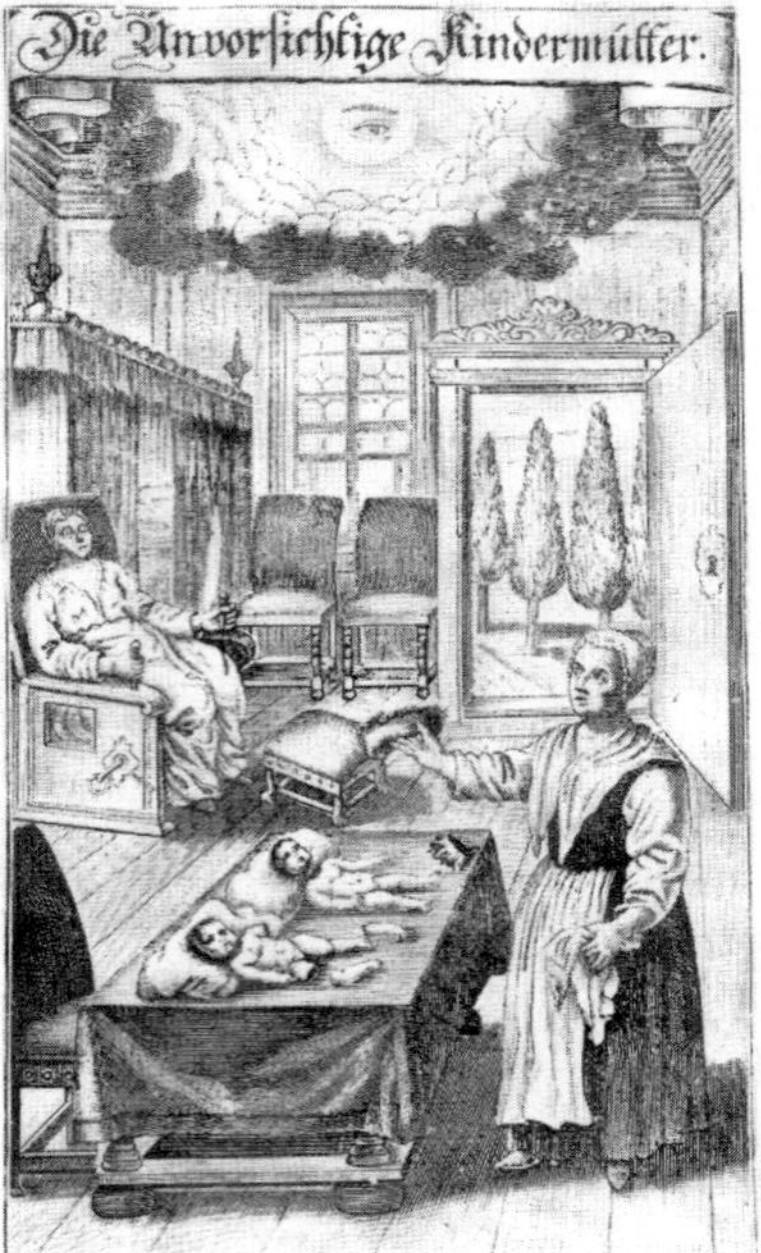

こんな産婆がいるだろうか。いかに下手な産婆でも、こんなふうに赤子をとりあげるはずはない。「不注意な産婆」（1715年）と題するこういう絵が流布されて、産婆はその資格を疑われるようになっていった

また、キリスト教にとって洗礼は何より大切なことである。死産した子は、洗礼を受けていないので天国へ行けない。そこで、難産のときは、すでに洗礼を受けている産婦よりもまだ洗礼を受けていない子どもの命が重視された。死産は産婦のせいにされ、新生児の身体を生贄《いけにえ》にするため悪魔に渡したのだと非難されたのである。加えて産婆は、事情があって子どもを産めない女性の味方でもあった。陣痛を促

す薬草は同時に堕胎にも効く。さまざまな効能をもつ薬草にたいする知識は産婆の領域だった。堕胎に使われる薬草は「魔女の薬草」にされ、それを扱う産婆は「魔女の産婆」にされた。魔女の軟膏に新生児の肉が入っているのは、単に潤滑剤としてではなく、このような歴史的背景があったと見ていいだろう。

［イヌホオズキ］

魔女の薬草が堕胎に使われた可能性は非常に高かった。飛行用よりもはるかに需要があったと思える。殺人も怖いが、出産で命を落とすことも妊婦にとって大きな恐怖だった。

現代とは違い衛生環境の整っていない時代にはなおのことである。人々は安産を望み、加持祈禱もしたろうが、陣痛を促す薬草や産後の回復に効く薬草を頼りにした。だが、陣痛促進に効果のある薬草は子宮収斂作用のあるものだから、効果が強すぎれば流産の危険もある。

あの赤い独特な形で私たちに馴染みの深いホオズキ（*Physalis alkekengi*）の根も堕胎に使われた。提灯のようになったその萼《がく》を開くと、中には真っ赤に熟した丸い実がある。その実の中身を上手に取り出して小さな風船を作る。これを口に入れてキュッキュッと鳴らして遊ぶ。上手に種子を掻きだせないで、袋が破けて悔しい思いをしたこともあった。袋の中身はグチャとしてとても苦かった。

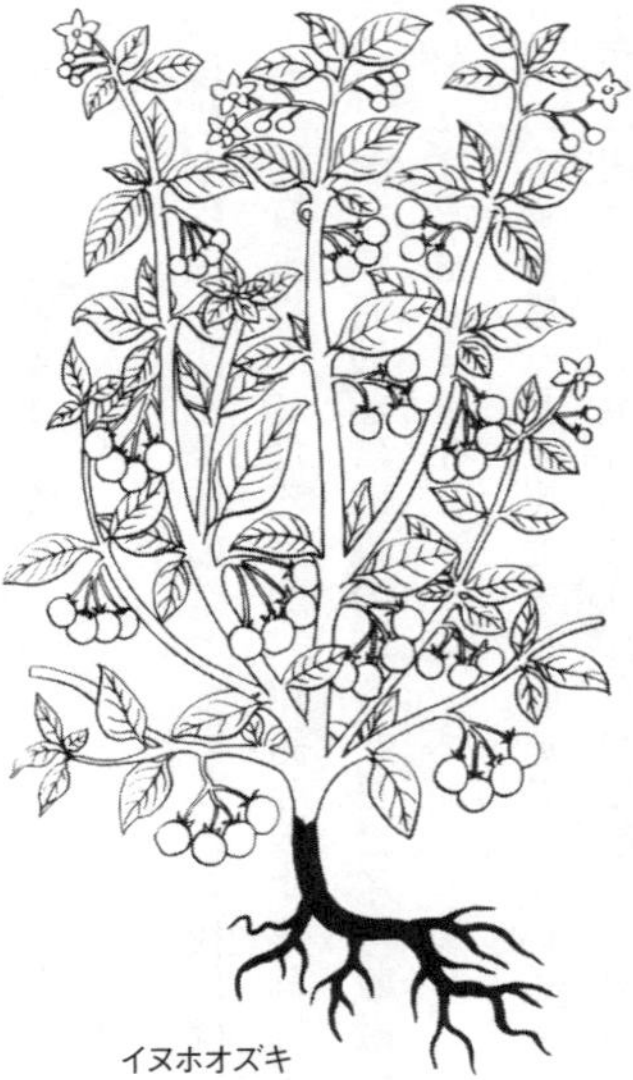

イヌホオズキ

そういえば、この赤い風船を作るとき、種子を食べたらいけないと注意された覚えがある。あとで、ホオズキが堕胎に使われていたと知って、そういうことだったのかと思ったが、種子は食べても下痢を起こす程度で、堕胎に使用されたのは根の部分だったそうだ。

そのホオズキにイヌをつけたイヌホオズキ（*Solanum nigrum*）は「魔女の軟膏」に欠かせない薬草として常に名が挙がる。ナス科の植物は「魔女の薬草」と関係が深い。ナス科という言葉には、ドイツ語で「夜の陰」(Nachtschaten)、英語でも「夜の陰」(Nightshade) という暗い意味がある。イヌホオズキはそれに加えて「真っ黒な」(schwarz/black) という形容詞がつく。毒々しいイメージがいっそう強烈で、「魔女の薬草」にぴったりの名前といえる。

イヌホオズキの実はホオズキと比べると無粋だ。熟しても赤くならず、黒い。萼は袋のようにならないので、まるで黒く塗られた豆電球みたいである。未熟な緑色の実にはアルカロイドのソラニンやソラソニン、サポニンが含まれている。それらは痛み止め軟膏の成分として役に立つが、神経を麻痺させる猛毒でもある。

[エニシダ]

堕胎に効く薬草は多い。マメ科のエニシダ (*Cytisus scoparius*) もその一つである。蝶の形に似た真っ黄色な花が満開になると、とてもきれいだが、その枝や葉にはアルカロイドが含まれている。この毒成分は子宮を強く収縮させるので、陣痛促進剤になると同時に堕胎剤としても用いられた。

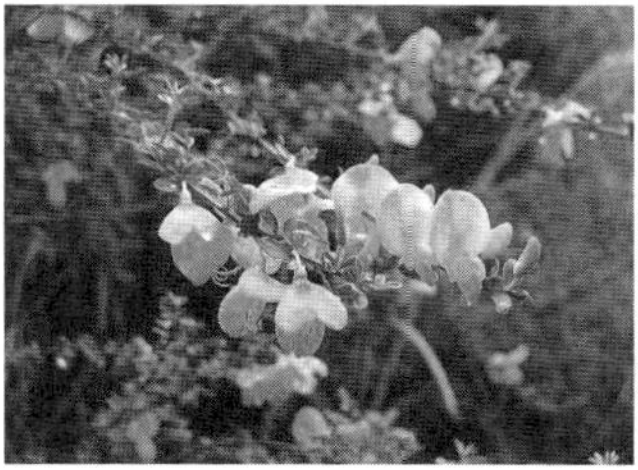

エニシダ

堕胎はキリスト教で禁止されていたので、エニシダのような薬草を使って堕胎に力を貸した産婆は教会筋からは睨まれたろうが、やむをえない事情にあった女性にとってはありがたい存在だった。

エニシダはよく魔女のホウキの材料だと言われる。エニシダの近縁種にドイツ語でベーゼンギンスター（ホウキのエニシダ）、英語でコモンブルーム（普通のホウキ）といわれるものがある。これはまさにホウキという名前がついているように、しなやかに伸びたやわらかい枝がホウキに適していて、実際にホウキとして使われている。

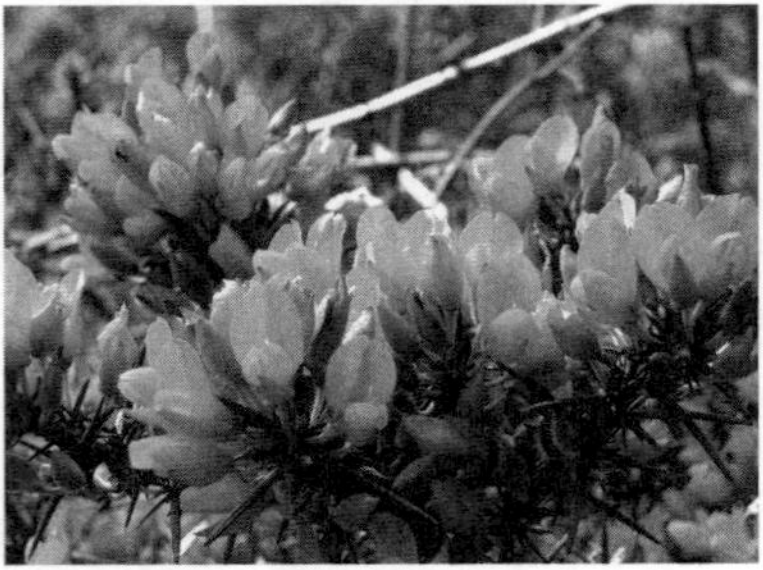

ハリエニシダ

しかし、魔女のホウキというなら、イギリスでよく見られるハリエニシダ（*Ulex europaeus*）のほうがむしろふさわしいだろう。春には真っ黄色な花が丘を埋めつくす。無数にからみあう枝には刺があり、葉も鱗片状か刺状になっている。見ただけで痛そうである。

［イヌサフラン］

イヌサフランのイヌは、似て非なるものにつける接頭語である。イヌホオズキのイヌも同じである。イヌサフラン（*Colchicum autumnale*）の花はサフランによく似ているが、サフランはアヤメ科、イヌサフランはユリ科で、まったく別な植物である。つまり、イヌサフランはサフランとは似て非なるものなのである。

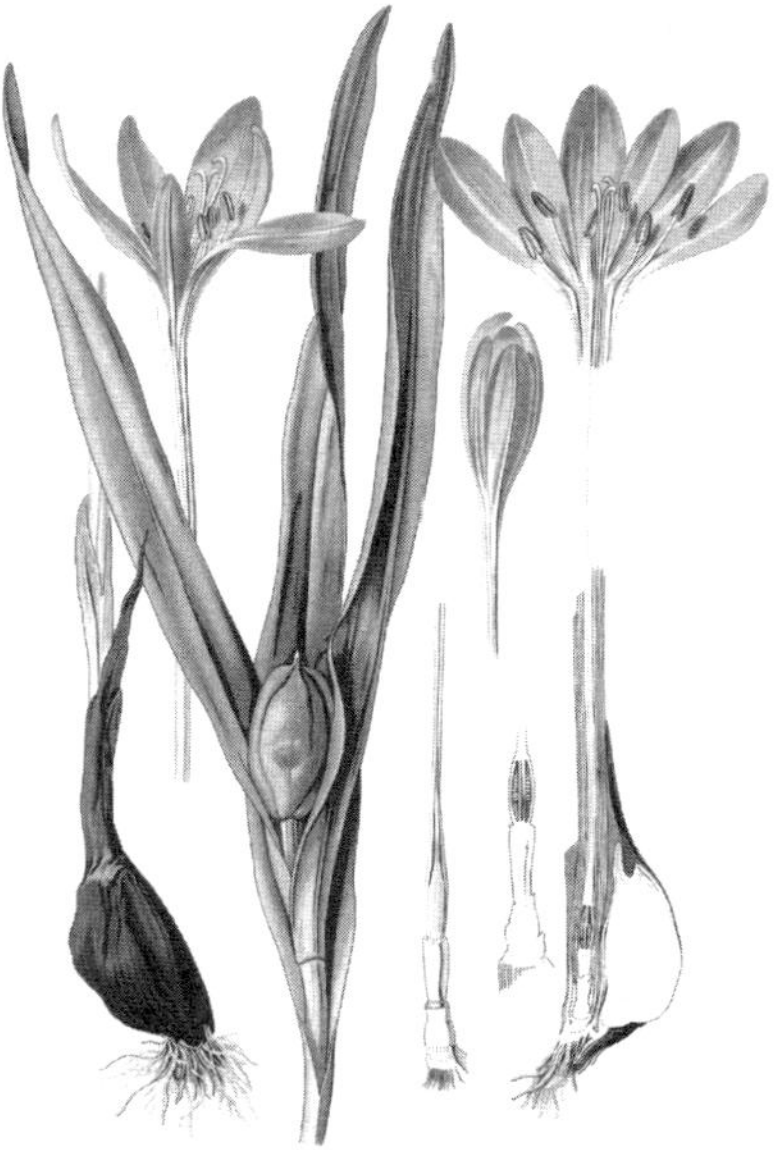
イヌサフラン

英語で「オータムクロッカス」というが、クロッカスは古代ギリシャ語に由来し、これをアラビア語で言うとサフランになる。日本では秋に花が咲くのをサフランといい、春に咲くのをクロッカスと言っている。イヌサフランは秋咲きなので、イヌクロッカスとは言わない。

イヌサフランはたいへんきれいな花を咲かせるが、特に種子や球茎にはアルカロイドのコルヒチンが含まれていて、その毒性はきわめて強い。数粒の種子でも命取りになると言われている。

古代ギリシャの哲学者テオフラストス（紀元前370~287年頃）は、奴隷がイヌサフランを使って仮病を装ったと『植物誌』に書いている。そして、これは常用すれば死を招くが、効き目が遅いので解毒剤を使えば大丈夫だとも言っている。

ドイツでは「悪魔のパン」（Teufelsbrot）とも呼ばれ、薬草の知識に長けていた尼僧ヒルデガルト・フォン・ビンゲンは、著書『フィジカ・自然の治癒力』の中で、イヌサフランを食べると機能障害におちいり、しばしば死に至ると書いている。

恐ろしいコルヒチンだが、昔から痛風の鎮痛薬として使われていた。コルヒチンを服用して痛みが取れなかったら、それは痛風ではないというくらい、痛風向けの特効薬だそうだ。しかも、19世紀に入って、このコルヒチンには染色体を倍加させる作用のあることがわかり、それを利用して種なしスイカの栽培が行われるようになったという。

だが、コルヒチンの副作用は強く、下痢、血液障害、発疹や胃腸障害をおこす。長期間服用すると脱毛の副作用も出るので、コルヒチン入りの軟膏を長いこと使用した魔女が脱毛に苦しめられたとしたら気の毒である。

［トウダイグサ］

脱毛だけでなく皮膚を爛《ただ》れさせる毒をもった「魔女の薬草」がある。トウダイグサ科には、皮膚に害を与える有毒なものが多い。ノウルシも同じ仲間である。皮膚に塗っただけで爛れや水疱が生じ、口に入ると消化器を損ない、激しい下痢を起こす。トウダイグサ科のトウダイグサ（*Euphorbia helioscopia*）の茎を折ると、白い液が出る。この汁が目に入ると失明の恐れもある。

トウダイグサはドイツ語では「狼の乳」（Wolfsmilch）というが、汁が乳色をしているからというだけではなく、狼退治に使われたようだ。日本でも、同じトウダイグサの仲間であるナツトウダイの根が狼除けに利用されたこ

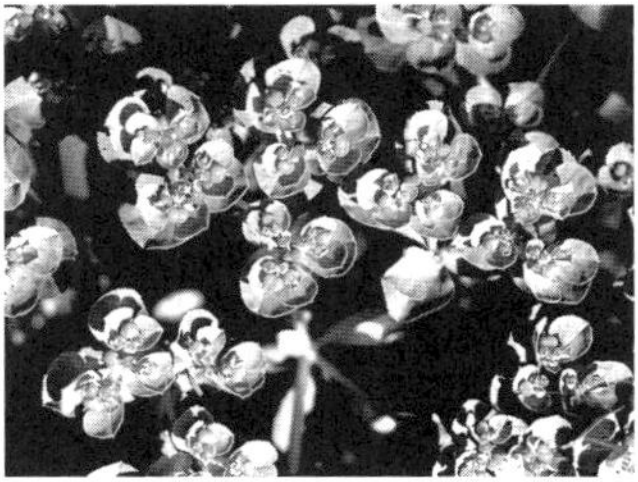

トウダイグサ

とがあったという。

「狼の乳」に比べると、和名のトウダイグサ（灯台草）はその姿が優先されていて、美しいイメージをよびおこす。葉が受け皿のようで、その中央から茎が伸びて花が開く。まるで灯明を置く台に似ているのである。

塗るための「魔女の軟膏」に、塗れば爛れをおこすトウダイグサの名が挙がっているのは、「魔女の軟膏」がいかにも恐ろしいと思わせるためではないだろうか。

［ヘレボルス］

「魔女の軟膏」には、加えて、クシャミをもよおさせる薬草も入っているから面白い。それは古代からすでに名前の知られていたヘレボルスである。中世では魔除けや狂気を治す薬として用いられた。だが、このヘレボルスが具体的にどんな薬草を指しているのかは確定できないようだ。

古代ギリシャの大学者テオフラストスが『植物誌』の中で、ヘレボルスには黒いヘレボルスと白いヘレボルスの2種類があり、両者に共通するのはヘレボルスという名前だけであり、外見や性質について人々の意見は一致していないと書いている。

イギリスの植物学者パーキンソン（1567〜1650年）は「正真正銘のヘレボルスはニガー種のもので、開花は短くクリスマスの頃に咲く」と言っている。ニガーとは黒のことで、根の色が黒いということを表している。

クリスマスの時期に咲く根が黒いヘレボルスといえば、キンポウゲ科のクリスマスローズ（*Helleborus niger*）である。この花にはこんな話が伝えられている。

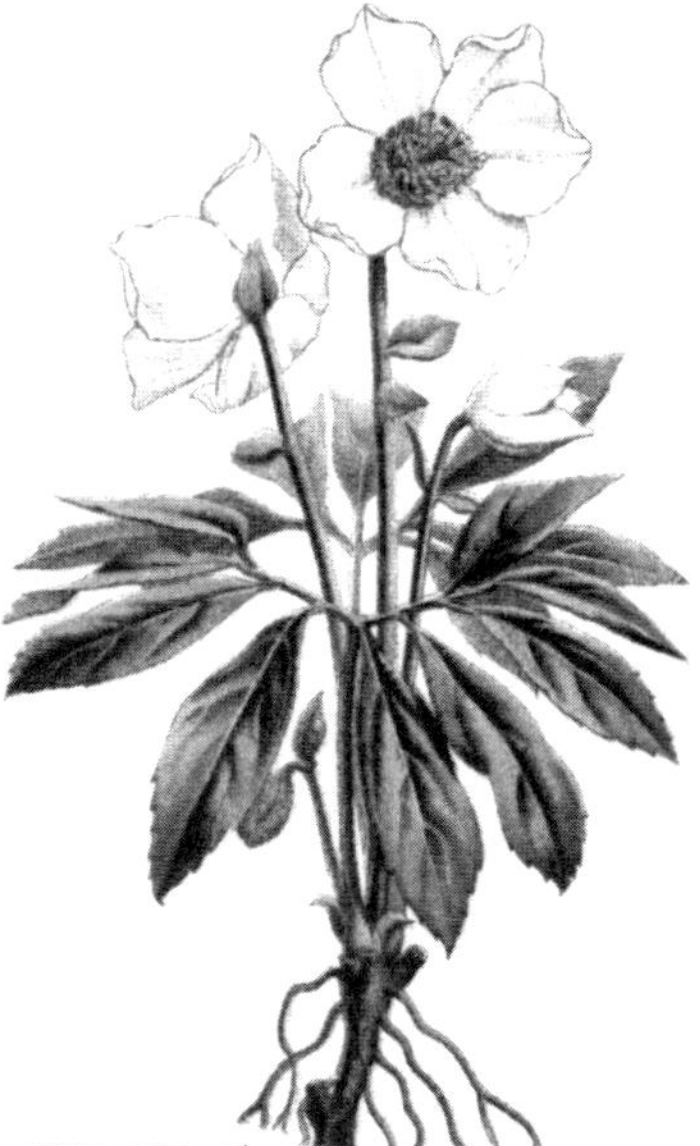

クリスマスローズ

ある娘が、生まれたばかりのキリストに捧げる花がなくて悲しんでいると、天使が現れて、雪に覆われた冷たい地面に手を触れた。すると、そこに白い可憐な花が咲きだした。これがクリスマスローズであると。

その由来にたがわず、

花の姿は実に美しい。地面から開いた手のように葉を広げ、茎は太くて短く、先端に真っ白な花をつける。現在ではいろいろな栽培種があり、クリスマスの時期だけでなく、春の庭をも楽しませてくれる。日本ではクリスマスローズ協会というのもあって、品評会が開かれるほど人気の高い花である。

イギリスの植物採集学者ファーラー（1880〜1920年）は黒いヘレボルスについて、「花びらは純白だが、本当に純真な心をもっているかどうかはわからない。なぜなら、中心部と根は黒いからである」と言っている。なかなか穿《うが》った表現で面白い。

一方、白いヘレボルス（*Veratrum album*）と呼ばれているものはユリ科の植物で、日本のバイケイソウの母種である。テオフラストスの言うように、白ヘレボルスは黒ヘレボルスとまったく違う。葉を見ればユリ科とわかり、長く垂直に伸びた茎にびっしりと白い小さな花を咲かせる。

白ヘレボルスの絞り汁にはベラトリンという毒が含まれていて、狩りの矢に使われたので弓取草ともいう。この毒は痙攣を起こし、意識障害を引き起こす恐ろしいもので、熱を加えても消えず、殺虫剤にも使われる。根の粉末はクシャミを引き起こすので、別名クシャミグサと言われている。

クリスマスローズ、つまり黒いヘレボルスも、その黒褐色の根の粉は激しいクシャミを引き起こす。クリスマスローズはドイツ語でクリストローゼというが、そのものずばり「黒いクシャミ根草」（Schwarze Nieswurz）という別名もある。

宮崎駿のアニメ『魔女の宅急便』の原作である角野栄子の『魔女の宅急便』では、主人公キキの母親コキリさんは正真正銘の魔女で、薬草を用いた薬を作っている。家の門柱には「くしゃみのおくすり、おわけいたします」と書いてある。作者は魔女のことをよく知っている人である。ヘレボルスを思い浮かべてこの場面を書いたとしたら、さすがだと思う。

「魔女の軟膏」に使われたヘレボ

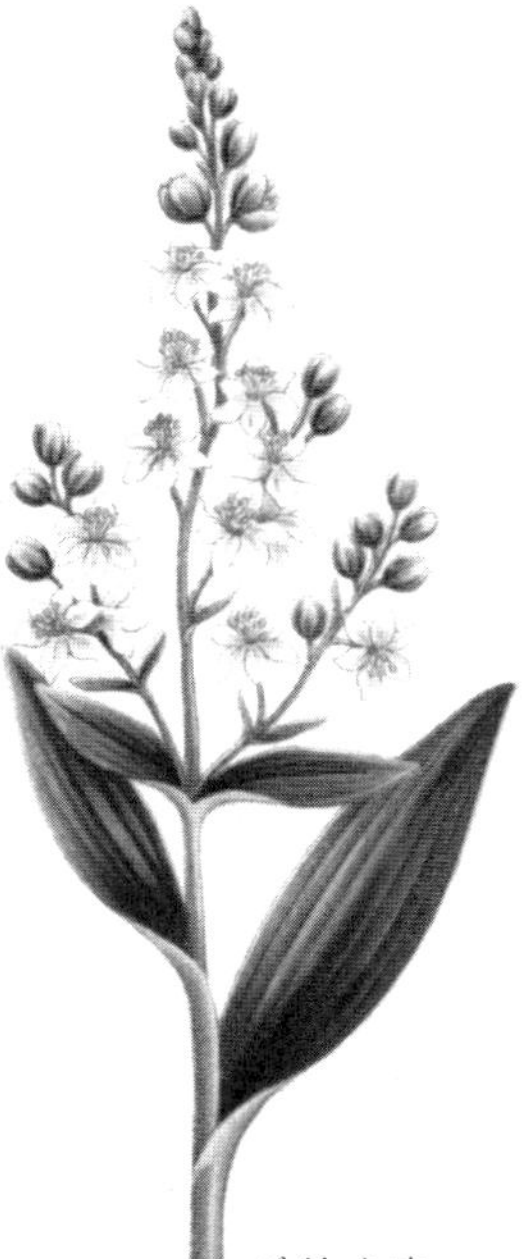
バイケイソウ

ルスが、白いヘレボルスであったか黒いヘレボルスであったかはわからないが、レシピには粉末とあるので、いずれにせよ軟膏を塗りながらクシャミをした魔女もいたのかもしれない。毛が抜け落ち、皮膚も爛れ、クシャミを連発する魔女を想像すると、かわいそうやらおかしいやら。

[ゴマノハグサ]

茎に沿ってびっしり筒状の花を咲かせるジギタリスは華やかで目を引く。このゴマノハグサ科のジギタリスも「魔女の薬草」の一つである。心臓病の治療に効果がある配糖体を大量に含んでいるが、それゆえ素人が勝手に扱ってはいけない危険な薬草である。

同じゴマノハグサ科にドイツ語でクノーティゲ・ブラウンヴルツといわれる魔女の薬草がある。困ったことに、この薬草には和名がない。そこで便宜上、ゴマノハグサと書くが、それは西洋のゴマノハグサの仲間（*Scrophularia nodosa*）のことだと思っていただきたい。

この西洋のゴマノハグサは派手なジギタリスと比べると地味で見た目もよくない

62

が、魔女の薬草に名を連ねているのだから、それなりに理由があるはずだ。

ドイツで現在活躍しているアロマテラピストのスザンネ・フィッシャー・リッツィは、ゴマノハグサには「魔女草」(Hexenkraut)、「燻根」(Rauchwurzel) という別名があり、この植物がかつて呪術の目的で使われたことを表していると書いている。

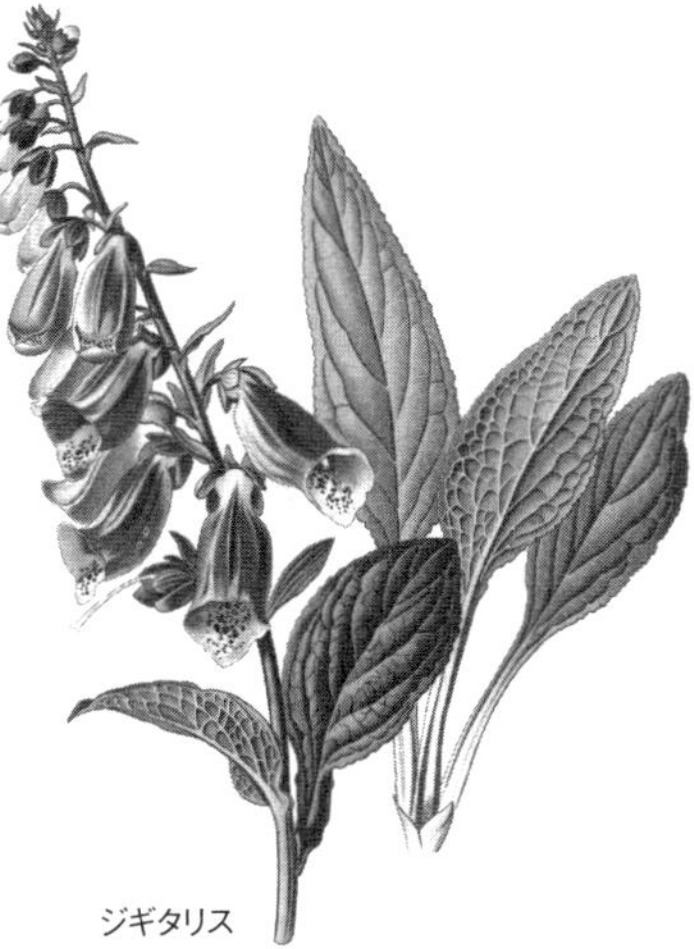
ジギタリス

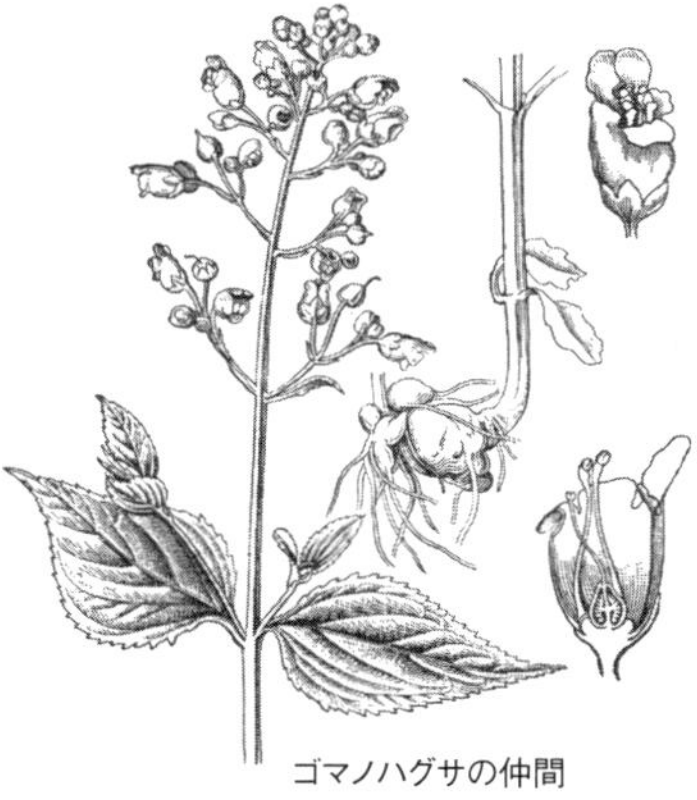
ゴマノハグサの仲間

そして、以前には雌ブタ草（Saukraut）とも呼ばれていて、それは、この植物が豚の疥癬《かいせん》に効き目があったからであると言っている。

この雌ブタ草という名前に私は興味をひかれた。豚は農民の大切な家畜である。その病を治す薬草がなぜ「魔女草」と呼ばれるようになったのだろうと思ったのである。おそらく、ゴマノハグサの疥癬にたいする治癒力がいつのまにか歪曲されて、「疥癬を招く魔女」と結びついていったのではないだろうかというのが私の推測である。植物の名前がどうやってつけられたのか、その由来や変遷をあれこれ考えるのはとても面白い。

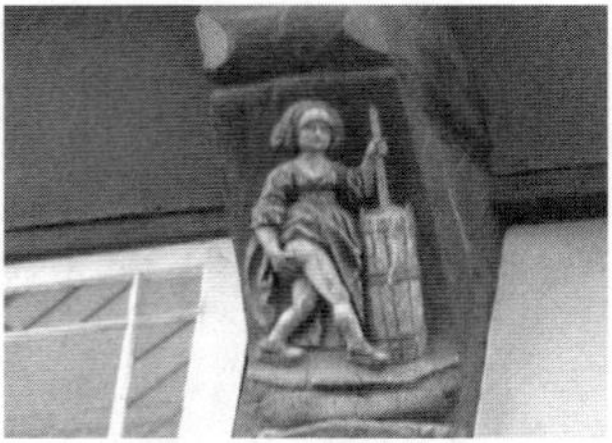
バターはこのような細長い樽で作られる。女性のスカートがまくれているのは、写真では見えないが、隣にいたずら者の悪魔がいて、ふいごを手にして風を送り込んでいるからである。この像は町の人気者で、バター作りのハンネと呼ばれている。ゴスラー（ドイツ）のマルクト広場にある建物（16世紀前半）の飾り

16世紀から17世紀にかけてヨーロッパで起こった魔女狩りの時代には、都合の悪いことはみんな魔女のせいにする無責任な風潮があった。バター作りは主婦にとって大切な仕事だったので、牛乳を腐らせたりバター作りに失敗したりすると、責任逃れに「そういえば、あのとき家の前を通ったあの女が呪いをかけたにちがいな

なかった。

い」と言って、何の咎《とが》もない女を魔女としてお白洲に引き渡すという話が後を絶た

さて、ゴマノハグサに戻ると、この花はどんよりした茶褐色で根は不快な臭いがし、有毒であるが、豚の疥癬治療の他にリンパ腺の腫れの治療にも使われたという。ゴマノハグサの根はリンパ節に似たこぶし様の集まりになっている。それで、そんなふうに連想したのだろうと昔の人々の浅知恵を笑う人もいるかもしれないが、このような連想はまったく根拠がないのだろうか。実際にその形から効果があるとされている薬草を調べると、そのとおりの効果が実証できるものもあるし、また、心理的な効果もけっして無視できないだろう。

たとえば、ザクロの赤い汁は血を思いおこさせるので、血行障害や止血によいとされてきた。ザクロのあの粒々の果実は歯を思い起こさせるので、歯痛に効くとも言われてきた。それを色や形の類似による迷信として笑い飛ばす人もいるかもしれないが、ザクロの花にはたしかに収斂作用があり、止血に効果のあることが今では確かめられている。

最近では、ザクロに含まれるエラグ酸がコレステロールを抑制し、女性ホルモン

のエストロゲンが更年期障害に効くとしきりに言われ、ザクロジュースがよく飲まれるようになった。ところが、これはすぐに間違いだとわかったそうだ。研究が進めば、これまでの説も引っくり返ることはある。

それでも、ゴマノハグサは貼り薬としてリンパ腺の腫れの治療に今も使われている。まさに、自然の不思議である。

[レタスとスベリヒユ]

「魔女の軟膏」に使われた薬草がすべて毒を含んでいるものとは限らない。たとえば、カルダーノのレシピ（23頁）にあるレタスやスベリヒユがそうである。なぜレタスが魔女の軟膏に入っているのか、不思議な気がするだろう。レタスというと、一般に球形のレタスを思い浮かべるが、茎の伸びたチシャや葉の巻きがゆるい半球形のサラダ菜などもレタスの一種で、ともにキク科である。

チシャは紀元前6世紀にペルシャからギリシャ、ローマを経由してヨーロッパに入ってきた古い薬草だが、球形レタスがヨーロッパで普及するのは16世紀からだというから、レタスは歴史的に新しい野菜である。

グリム童話に『ラプンツェル』という話がある。ラプンツェルは女主人公の名前だが、彼女を育てることになる女魔法使いが庭で栽培している野菜の名前でもある。これはドイツ語で別名フェルトザラートといい、オミナエシ科のノヂシャ（*Valeranella olitoria*）のことである。さて、魔女の軟膏にあるレタスがどれを指すのか、残念ながらわからない。

同じように、スベリヒユ（*Portulaca oleracea*）も魔女の軟膏とは縁遠いように思われるが、レタスよりは関係がありそうだ。軟膏を作るときは塗りやすくするために脂を入れる。スベリヒユの葉は茹でるとヌルヌルするので、その役目を担っていたのかもしれない。

スベリヒユと書くと外国語のようだが、そうではない。滑り莧と書く。莧は小さい可愛らしい草のこと。昔はよく道端に見られたが、最近は雑草として刈り取られてしまうせいか、あまり見かけないという。多肉質の葉で、真夏に黄色の花を

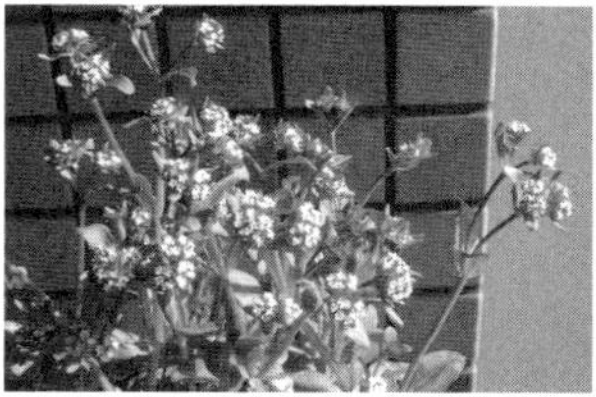
ノヂシャ（ラプンツェル）

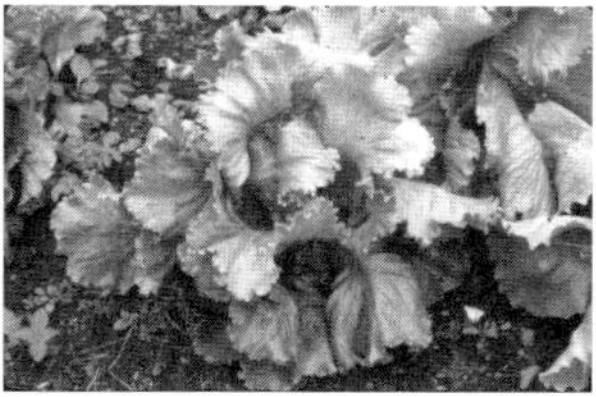
チシャ

咲かせる。果実が熟れると、上半分が帽子のように取れる。中に細かい種子がたくさん入っているのが見えて可愛い。

スベリヒユは古くから知られている植物である。古代ローマの博物学者プリニウスの『博物誌』にもすでに登場している。また、アメリカインディアンは頭痛や胃

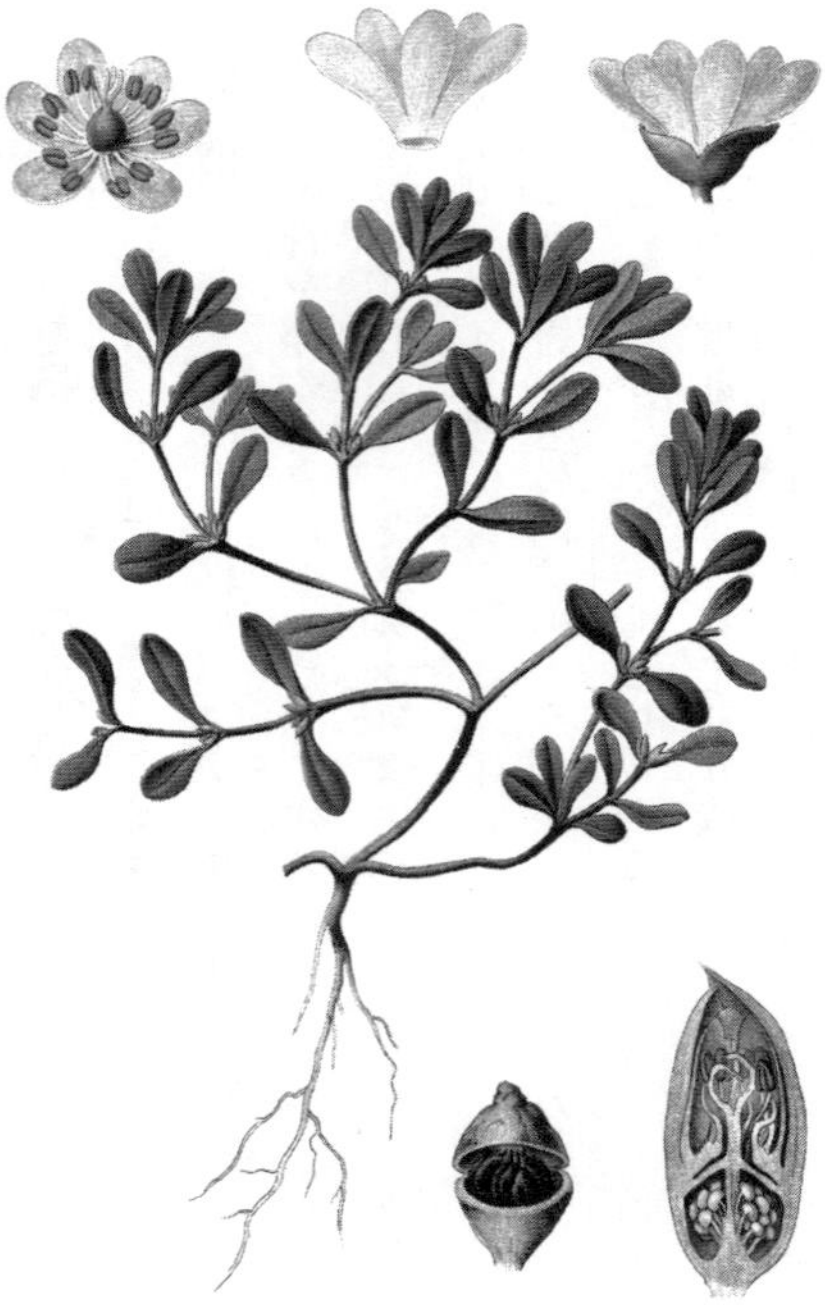

スベリヒユ

痛のときにこれを煎じて飲んだという。欧米ではサラダやスープの具、煮野菜にして食べられている。

同じスベリヒユ科のマツバボタンも茹でるとヌルヌルする。わざわざ食べるほど美味しいかどうかはわからないが、これは解毒剤に欠かせない薬草だそうだ。

9世紀頃にアラビアで活躍した錬金術師にして農学者のイヴン・ワッシーヤが伝えるところによれば、解毒剤には、バルビナという汁気の多いマツバボタンが必ず使われたという。

マツバボタンは吐き気を抑える効果があり、スベリヒユは胃腸の不調に効果があるということなので、そんな症状がでたら、試しにヌルヌル感を味わってみてはどうだろう。

有毒を含む薬草がいっぱいの「魔女の軟膏」に、ビタミンの豊富なレタスやスベリヒユのような野菜が入っているのは面白い。「魔女の薬草」の毒気にあてられた気持ちも、これでいくぶん軽くなったのではないだろうか。

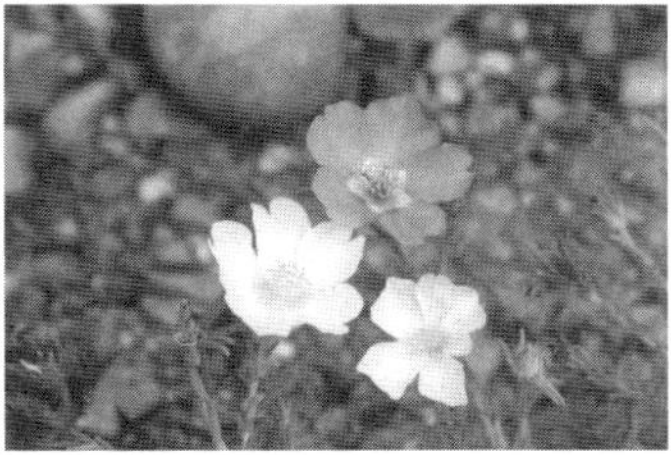

マツバボタン

第2章
魔女と魔除け

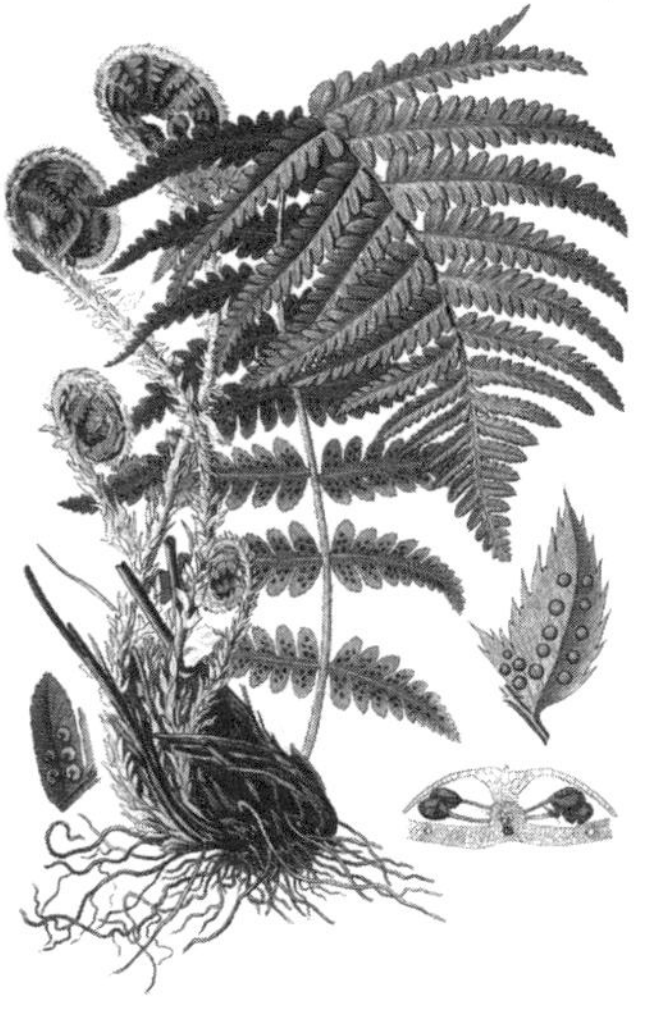

1　魔除け草

いつの時代でも、どこの国でも、人々は天災や疫病から逃れ、病気にならず健康で幸せな人生をおくりたいと願っている。迷信だと承知しながらも、旅行や受験のときにお守りを身につけたり、お正月に破魔矢を買う人も多い。

お守りや護符にあたる魔除けを、ドイツではアムレットとかタリスマンと言っている。古代ゲルマン人の使用していたルーン文字など、何かのシンボルマークをつけた紙片や指輪、ペンダントが主であり、紙や木片、石、金属、骨片などでできている。

14世紀中頃のヨーロッパでは、黒死病といわれたペストが蔓延し、人口は約3分の1になってしまったという。人々は、誰かれなく襲うペストの猛威を前に死の恐怖におののいた。魔除けが必要とされる時代だった。

キリスト教社会では十字架が最も効果的な魔除けだった。そこから、十字の形をしたものならなんでも魔除けになった。玄関のドアにチョークや灰で十字の印をつけて、魔の侵入を防いだ。

キリスト教と悪魔について研究していた18世紀初頭の学者シニストラリによれば、中世には悪霊を退散させるための飲み物が作られたが、その材料は興奮剤や催淫剤

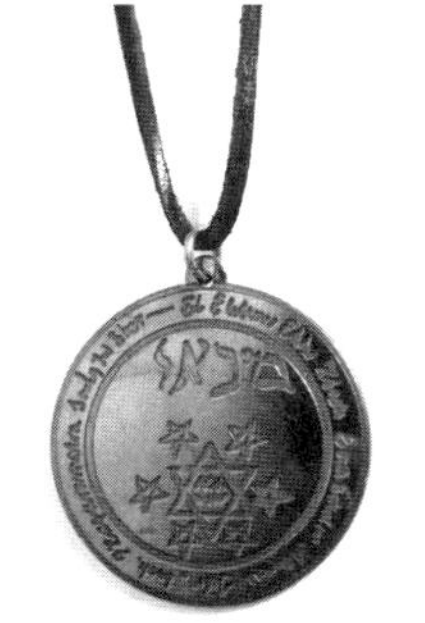

ヘクサグラムの魔除け
2つの正三角形を重ねたこの形（六芒星）はヘクサグラムあるいはダビデの星と言われる。魔法円にヘクサグラムや星などを組み合わせたものは魔除けによくあるデザインである

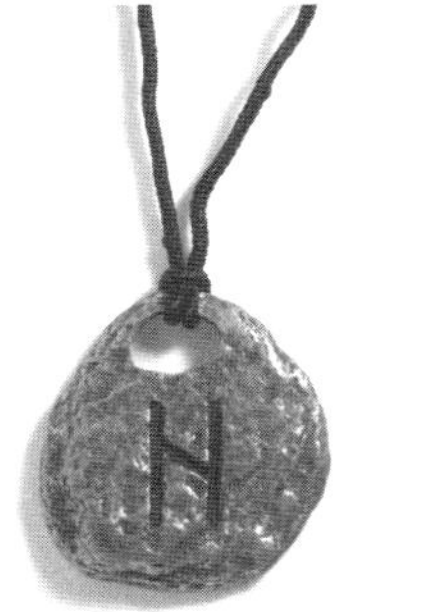

ルーン文字の魔除け
北欧神話ではルーン文字は主神オーディンが発明したとされている。もっぱら呪文用の文字として用いられた。Hのように見える文字はハガルあるいはハガラズと呼ばれ、雹（ひょう）を意味する。突然起こる自然の災害に対するお守りである

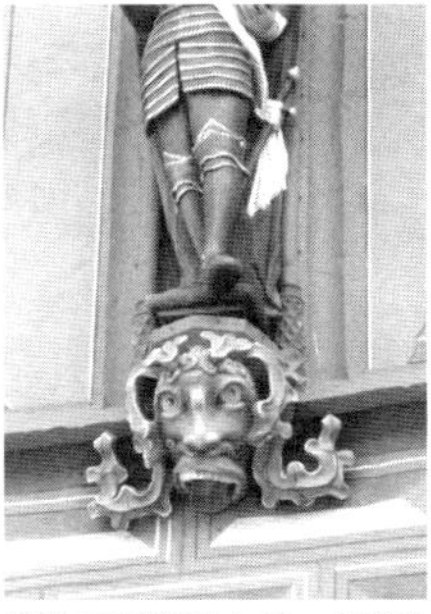

建物の魔除けとして、人間や動物が舌を出して魔を脅かす飾りは世界的に見られる。ゴスラーのマルクト広場（ドイツ）

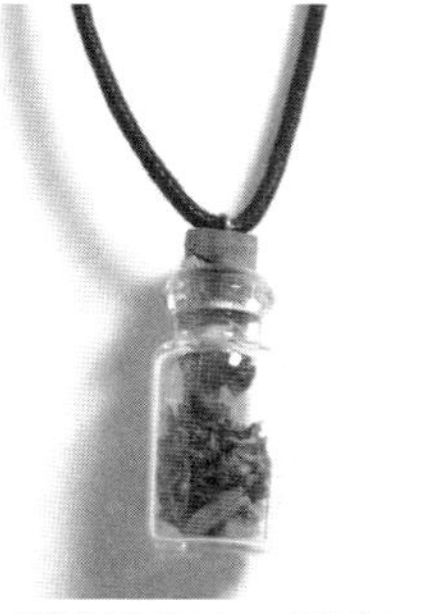

イギリスのボスキャッスル（コーンウォール地方）にある魔法博物館で販売していた薬草入り魔除けのペンダント

に使われる薬草だったと言っている。ショウブ、ショウガ、シナモン、クローブ、ビャクダン、ナツメグなど17種の香草を3と2分の1クォートのブランデーと水で蒸留して作ったそうだ。

このような飲み物やペンダント、指輪などの魔除けは、人の手によって作られた製品である。しかし、何の手も加えず、そのままで魔除けの効果をもつと思われていたものがある。それが魔除け草である。

興味深いことには、効果的な魔除け草は、ほとんどが「魔女の軟膏」に使われた薬草として恐れられてきたものだった。

[ハナハッカとニガハッカ]

グリム兄弟の『ドイツ伝説集』に、ハナハッカとニガハッカが産婆や産婦の魔除け草だったという話がある。

たとえば、昔、ハレ(ドイツ東部の町)に住んでいた産婆が、男の水の精に呼び出され、川底に棲む彼の妻の出産を手伝うことになった。産婆は親身になって手を尽くしたので水の精の妻は感謝して、産婆が無事に家に帰れるように、こんな忠告をした。「出された費用は全部もらわないで、少しだけにすること。そして、川底から地上に上がったら、そこにハナハッカやニガハッカがあるから、すぐにそれをしっかりつかむこと」と。産婆はそのとおりにして、無事家に帰りついた。

また、水の精に襲われそうになった産婦がニガハッカやハナハッカの生い茂る中に隠れて助かったという話もある。

こんなことがあってから、産婆はこの2種類の薬草を珍重し、産婦の寝床や赤ん坊の揺り籠のそばに置き、自分の身にもつけ、人にも勧めるようになった。ライプツィヒ（ハレの近くの町）では、薬草売りがこの草を市場によく売りに来ていたという。

『ドイツ伝説集』には水の精のお産を助ける産婆の話がいくつかある。水の精はキリスト教によって追い払われた異教の自然神なので、水の底に隠れ棲んでいる。

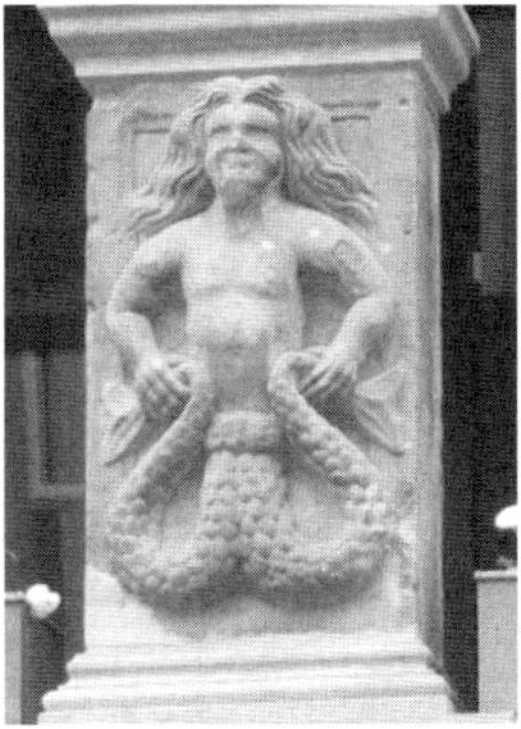

ドイツには、家庭をもったり、肉を買いに町へやってきたり、出産をする人間的な水の精伝説が数多く残っている。皮膚は緑色で、いつも足元が濡れているのでわかるそうだ。写真の水の精は2つに分かれた尾をもっていて、これは古代ギリシャ由来の伝説上の水の精セイレーン（サイレン）である。クヴェードリンブルク（ドイツ）の市庁舎外壁の飾り

だから地上の産院で出産するわけにはいかないので、強引に産婆を連れてきたのだ。産婆はいやいやながらも、頼まれれば恐怖に打ち勝って役目を果たす。だが、できれば関わりたくないのが本心である。水の精の出産に力を貸したと思われては大変だ。そこで、水の精が嫌いな薬草があれば、それを魔除けにして水の精に狙われないようにする。

この伝説を読むと、悪魔や異教の魔物から身を守ろうとしていた産婆の様子が伝わってくる。うっかり死産でもさせようものなら、その死体を悪魔に捧げたと疑われ、魔女産婆として捕えられた恐ろしい魔女狩りの時代の話である。

産婆のお守りであるシソ科のハナハッカ（*Origanum vulgare*）は、今もよく使われる香辛料の代表オレガノのことである。花は淡紅色の唇形をしていて、とても可愛い。葉はコショウに似たいい香りと快い苦みがあり、眠りを誘う成分が含まれている。それで、この草を枕の下に入れるといいと言われている。

産婆が魔除けとしていつも身につけていたというが、ひょっとしたら、産婆はこの薬草を使って産婦を快い眠りに誘い、出産の疲れを癒してやったのではないだろうか。

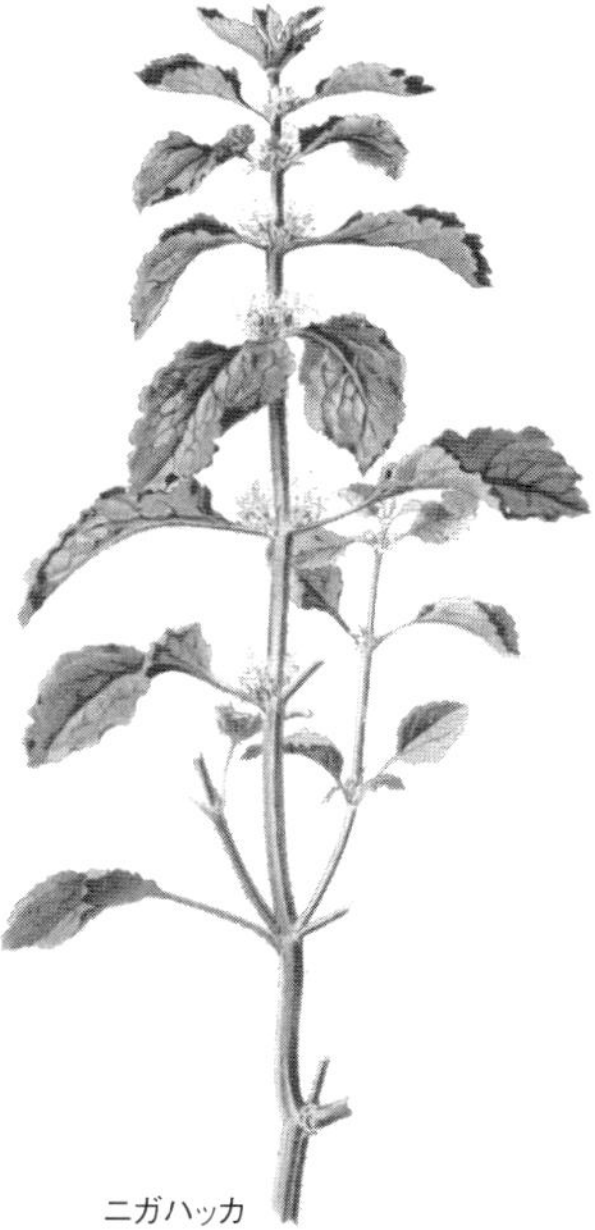
ニガハッカ

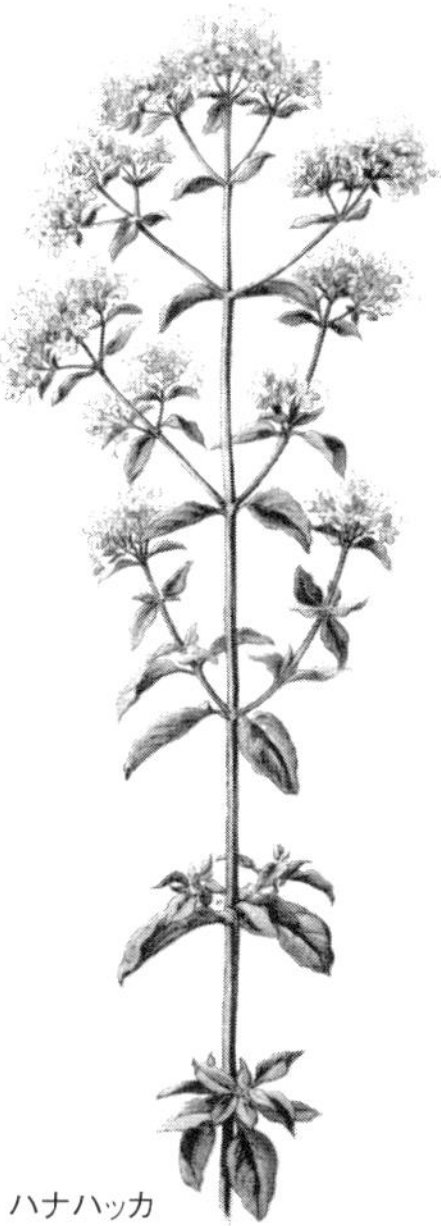
ハナハッカ

ニガハッカ（*Marrubium vulgare*）も同じシソ科で、その名のとおり葉に強い苦みがある。咳止め、去痰、腸内の寄生虫除去、湿疹、帯状疱疹など、挙げきれないほど多くの効果をもった薬草である。

アメリカ先住民のナバホ族は、ニガハッカの根を煎じて、産前産後の女性に与えたという。どちらの薬草も実際に産婆や産婦と関係の深い薬草である。

魔除け草は強い香りをもったセリ科やシソ科に多い。それらは家畜小屋の中で燻されたり、かまどで燃やされた。その香りが魔を避けると考えられていたからである。

香りの強いハナハッカは、水の精だけでなく魔女や悪魔からも身を守ってくれる草だった。魔女伝説の多いドイツのハルツ地方にこんな話が伝わっている。

2人の若者が魔女たちの宴「ヴァルプルギスの夜」に飛んでいく魔女を見たいと思い、山の中の十字路で観察することにした。そこで、ハナハッカとセイヨウカノコソウの花輪を作って、それを地面に置き、その中に座り、空を見上げていた。すると、女たちが空を飛んでくるのが見えた。彼女たちは魔女だった。別な言い伝えによれば、ハナハッカの花輪を頭にのせると空を飛ぶ魔女が見えるそうだ。

さて、2人の若者は、隣の女が馬なしの荷車に乗って飛んでくるのを見つけ、乗せてくれるよう頼んだ。彼らはそのときこの2種類の薬草を持っていくことを忘れなかった。これらの花があれば恐ろしい目に遭わずにすむと考えたからだ。そのとおり、彼らはなんの怖い目にも遭わず、悪魔から土産までもらって帰ってきたという。

「ヴァルプルギスの夜」は、本来は冬の魔を払い、春を迎える民間行事だった。また、この日に北欧神話の主神オーディンの結婚式が行われたとも言われている。キリスト教の導入によって、古代の神を崇拝する民間行事は排除されるようになり、この異教の神々が冬の魔にされていった。こうして、「ヴァルプルギスの夜」は魔女と悪魔の恐ろしい夜の宴にされてしまった。

古代のハルツ地方はゲルマン民族のテリトリーだった。キリスト教を受け入れるのが遅かった。古代の神を信仰していたとみられる遺跡が今も数多く残っている。人々は、キリスト教が押しつけたほどには魔女を恐ろしいものとは思っていなかった。だから、2人の若者みたいに、「ヴァルプルギスの夜」に行けるチャンスをつかもうとする伝説が生まれるのである。

地元の人々はこの夜を今も楽しんでいる。4月30日にはブロッケン山のふもとの町で「ヴァルプルギスの夜」を楽しむイベントが催される。今では、ハルツ地方の44市町村が参加し、10万人を超える観光客がやって来る。思い思いに魔女や悪魔に扮した人々が集まる。芝居やライブ、出店も出て、盛大なことこの上もない。

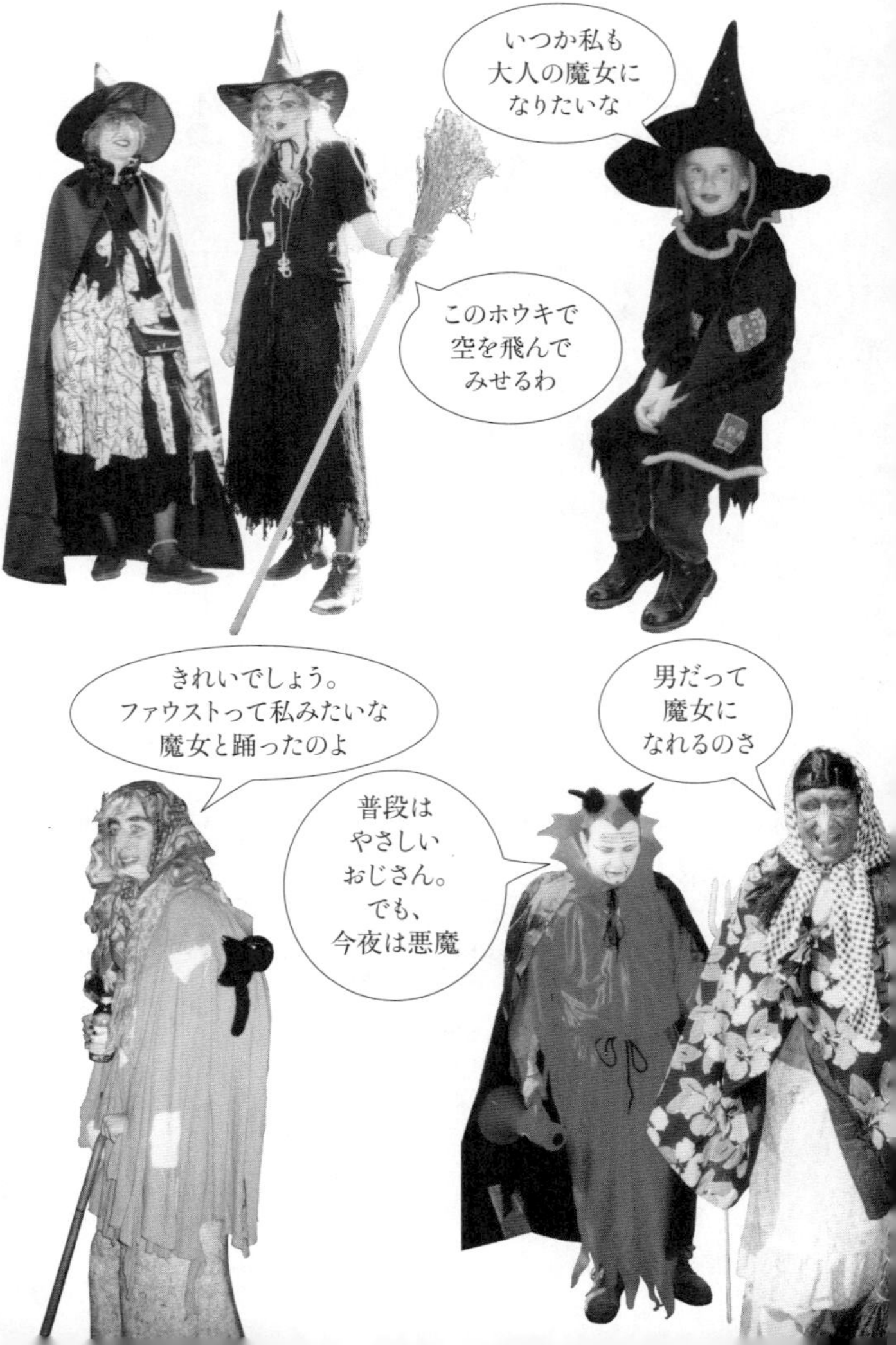
いつか私も大人の魔女になりたいな
このホウキで空を飛んでみせるわ
きれいでしょう。ファウストって私みたいな魔女と踊ったのよ
男だって魔女になれるのさ
普段はやさしいおじさん。でも、今夜は悪魔

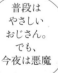

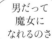

現代の「ヴァルプルギスの夜」を楽しむ人々

魔女たちが集まって秘密めいた集会を開くのは伝説の世界だけで、現代の魔女の宴は春を楽しむ人々の集まり。

食べて、飲んで、芝居を見て、ロックバンドの音楽に合わせて踊りを楽しむ賑やかな夜である。

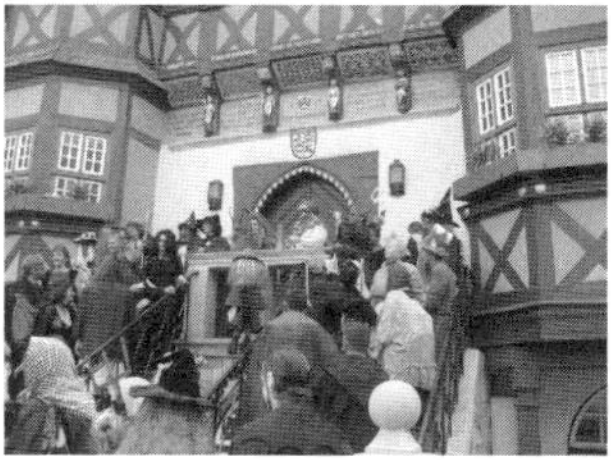

「ヴァルプルギスの夜」を楽しむ祭り

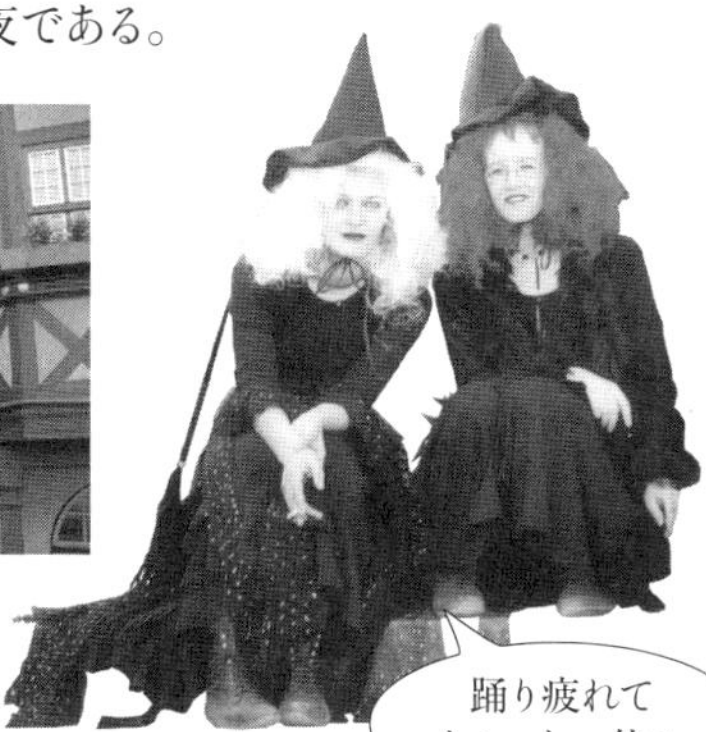

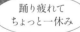

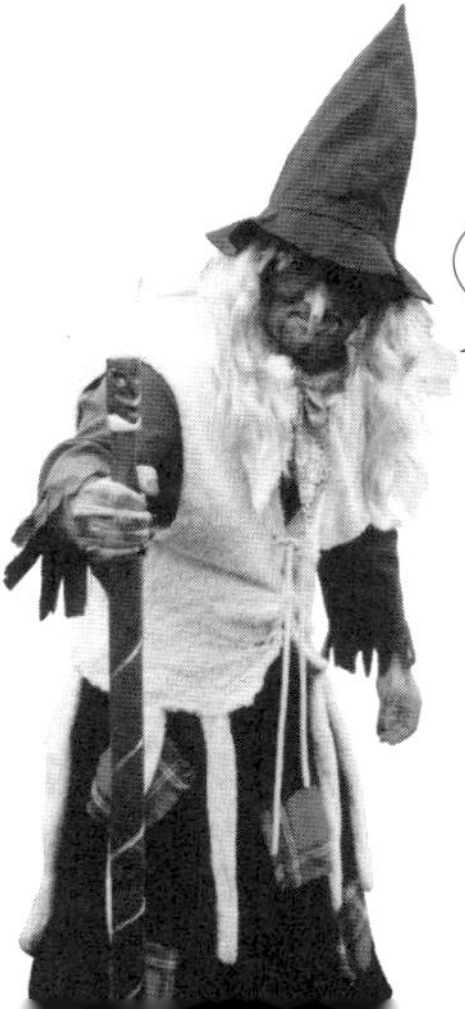

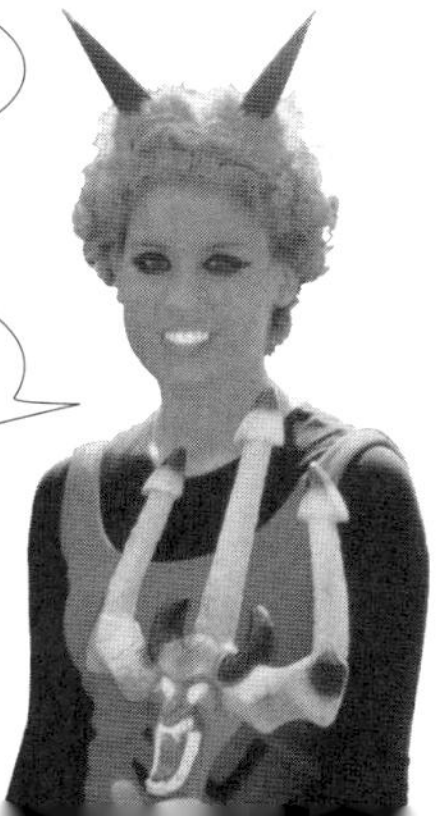

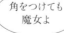

［**カノコソウ**］

ハナハッカと一緒に魔除けにされたセイヨウカノコソウ（*Valeriana officinalis*）はオミナエシ科の薬草で、ドイツ語でバルドリアン、英語でバレリアンと言う。中世では修道院の薬草園で盛んに栽培された。鎮静と催眠効果が抜群である。食欲を抑える効果もあるという。現代でも重宝されている。催眠効果のある薬草茶にはたいていセイヨウカノコソウの根が入っている。

セイヨウカノコソウの乾燥した根は強烈な臭いがする。慣れないと鼻をつまみたくなる。その強烈な臭いのせいか、セイヨウ

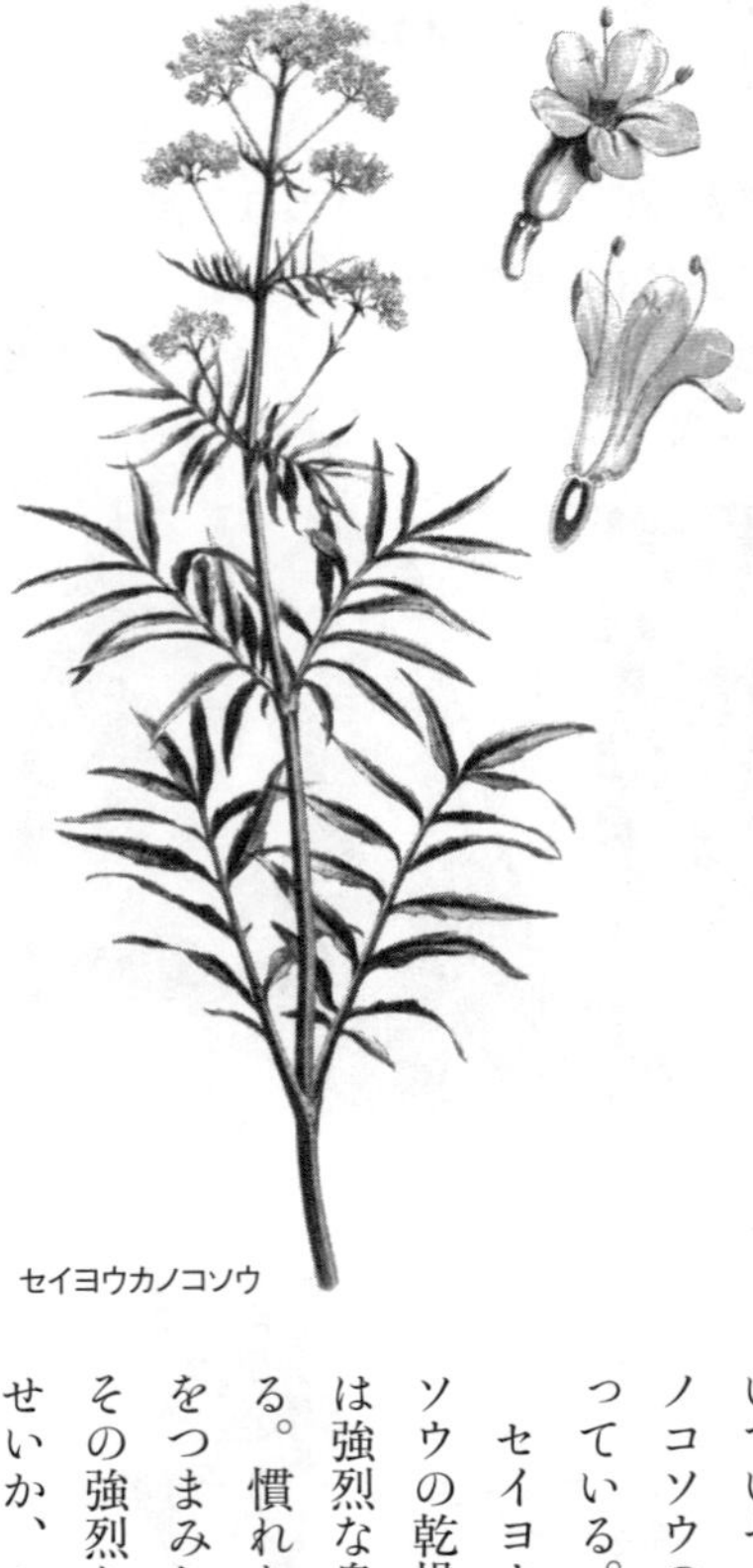

セイヨウカノコソウ

カノコソウは魔女が呪術に使う「魔女の薬草」とも言われている。ドイツの薬草店でこの根を買ったことがある。わずかな量だったが、その臭気は大変なもので、幾重にも包んで缶に保管していても漏れ出すほどだった。ただし、適量に用いたお茶なら臭いも気にならず、むしろやみつきになってしまう。人にもよるが、快い睡眠が約束される。

ネコもネズミもこの臭いが大好きだそうだ。昔、ネズミ退治を職業にする人々がいた。彼らはネズミを捕獲する箱を持って町から町へと渡り歩いた。捕獲箱にはアルカロイドを含むセイヨウカノコソウの根を磨り潰した団子を入れたそうだ。「ハーメルンのネズミ捕り男」の伝説で有名な北ドイツのハーメルンにある博物館に、ネズミ退治をする人を描いた絵や捕獲箱が展示されている。13世紀、ハーメルンの町は増えつづけるネズミに困っていた。ある日、まだらの服を着た男がやってきて、報酬を払ってくれるならネズミを退治してやろうと言う。町の人々がそれに同意したので、男は笛を吹き始めた。すると、その音につられて町中のネズミが姿を現した。男はネズミを川に連れ込んで、一匹残らず退治した。

ところが、町の人々はなんだかんだと言って報酬を払わなかった。男は怒って町を去るが、しばらくして再び現れ、またも笛を吹いて町をねり歩いた。すると、今度は町中の子どもが出てきて彼の後についていき、とある洞穴に入って姿を消し、二度と戻ってこなかったという。

ハーメルン市の古文書によれば、1284年に130人の子どもが町から姿を消した事件が実際にあったそうだ。失踪の原因についてはさまざまな説があり、定かでない。しかし、ハーメルンの町がネズミに悩まされていたということは事実であ

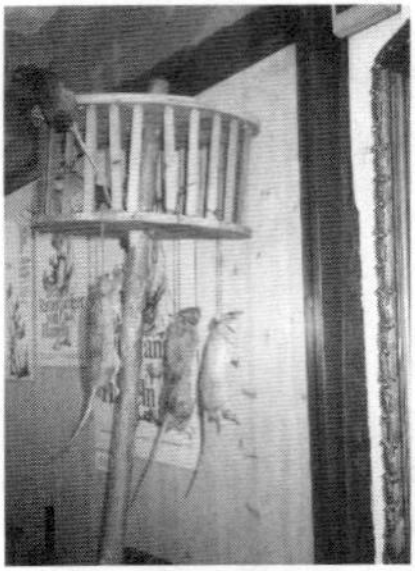

ネズミを捕獲する箱
ネズミ捕り男の博物館

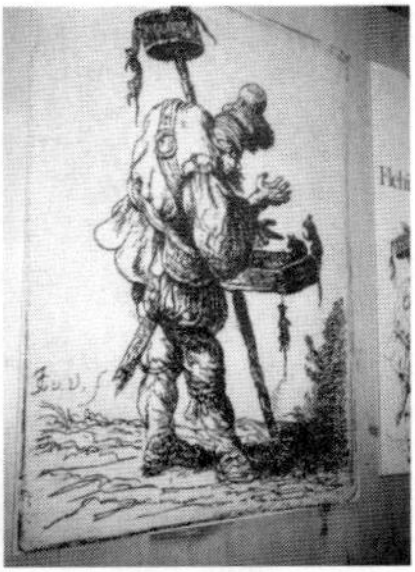

ネズミ退治を職業とする男の絵。ネズミ捕り男の博物館（ハーメルン）

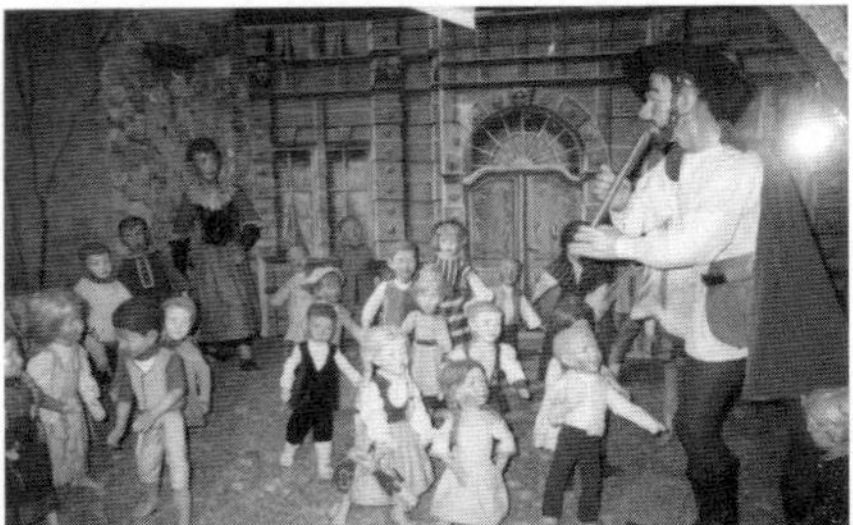

ハーメルンのネズミ捕り男と子どもたち
この話は、グリム兄弟の『ドイツ伝説集』（1816～1818年）やロバート・ブラウニングの詩『パイド・パイパー』（1849年）で広く知られるようになった。ネズミ捕り男の博物館

る。ハーメルンの町はヴェーザー川畔にあり、水車を使った粉屋が多かった。それでネズミが多かったのだ。ネズミはペストを運ぶので、あたりまえだが、歓迎されない居候だったのである。

［オトギリソウ］

臭いの強いものも魔除け草になったが、葉や花弁の数とか根の形によるものもある。クローバーのような3枚葉はキリスト教においては三位一体を表し、4枚葉も十字架を表すので聖なる植物とされ、魔除けに効くとされた。

5という数字も古代から聖なるものと見なされ、魔除けに使われる数字だった。一筆書きで描けるペンタグラム（五角星形）はさまざまなシンボルとして用いられ、玄関の扉に描かれて魔除けにも用いられた。キリスト教の時代になっても、5は特別な数字だった。キリストが十字架にかけられたときに身体にできた5つの傷跡（5つの聖痕）と結びついた聖なる数字だった。

5枚の花弁をもつオトギリソウも特異な力をもった草と見なされてきた。オトギリソウの葉や花には精油を分泌する腺がある。この分泌腺は、種類によって透明な点や黒い点のように見える。花のつぼみを指で潰すと、赤い染みができる。オトギリソウから抽出した精油はきれいな赤色をしている。見方によっては血のようで不気味にも思える。

セイヨウオトギリソウ（*Hypericum perforatum*）はドイツ語でヨハニスクラオト、英語でセントジョーンズワート、どちらもヨハネの草という意味である。ヨハネはヨルダン河でイエスに洗礼を授けたバプテスマ（洗礼者）のヨハネのことである。彼は後にガリラヤの領主ヘロデ・アンティパスに憎まれ、王の義理の娘サロメの要求によって首を切られた。そのとき飛び散った血がこの点々で、赤い汁もヨハネの血だという。

オトギリソウは漢字で書くと弟切草である。いったいなんだってこんなオドロオドロしい名前なのだろうと思わずにはいられないが、江戸時代の百科事典『和漢三才図会』（1713年）にその名の由来が紹介されている。

花山院《かざんのいん》（984〜986年）の時代に晴頼《せいらい》という優秀な鷹匠がいて、薬草を使って鷹の傷を治すことに優れていた。その薬は秘伝だったが、彼の弟がその秘密をもらしてしまい、怒った晴頼は弟の首をはねて殺してしまった。この秘伝の薬の正体

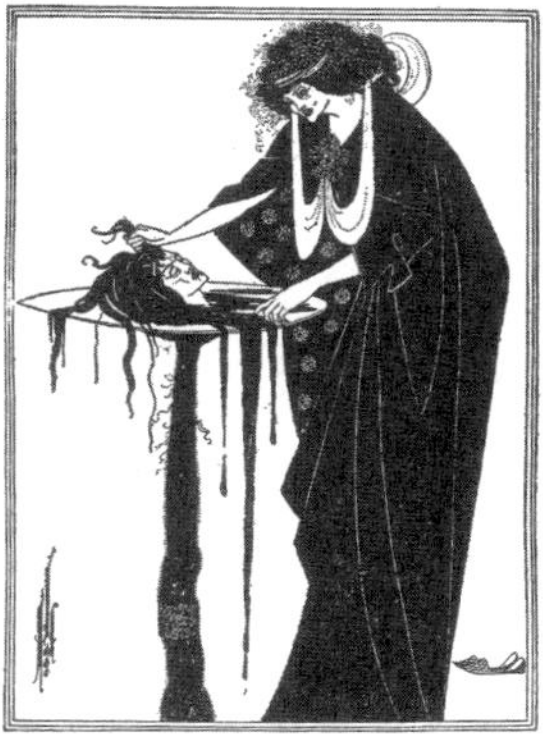

舞姫の褒美
オスカー・ワイルドは、新約聖書に基づいて戯曲『サロメ』(1891年)を書いた。ヨハネに恋をしてしまったサロメの悲しくも残酷な話である。この英語版(1894年)の挿絵は世紀末の異端の画家ビアズリーが描いたものである

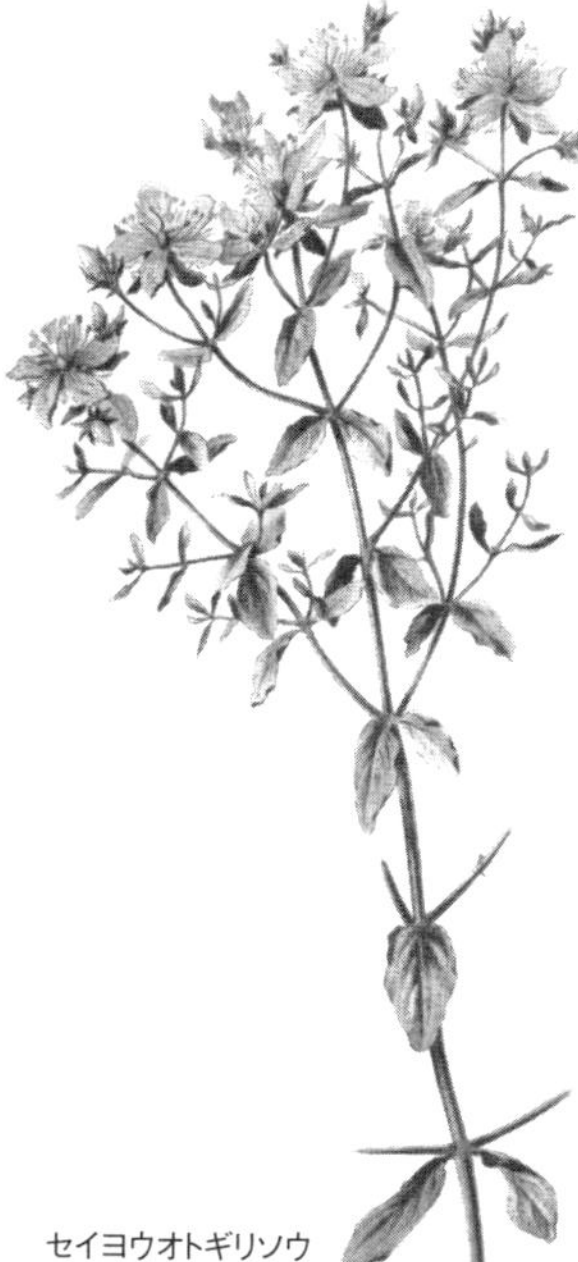

セイヨウオトギリソウ

がオトギリソウだったという。

晴頼の秘薬を裏付けるように、オトギリソウは炎症や外傷によく効く。オトギリソウがヨーロッパでも日本でも同じような血なまぐさい伝説をもっているのは興味深い。

赤い汁は気持ちが悪いということもあるが、その不思議さもあって、魔除け草としてのセイヨウオトギリソウの地位は高い。病気をもたらす悪魔を追い払う

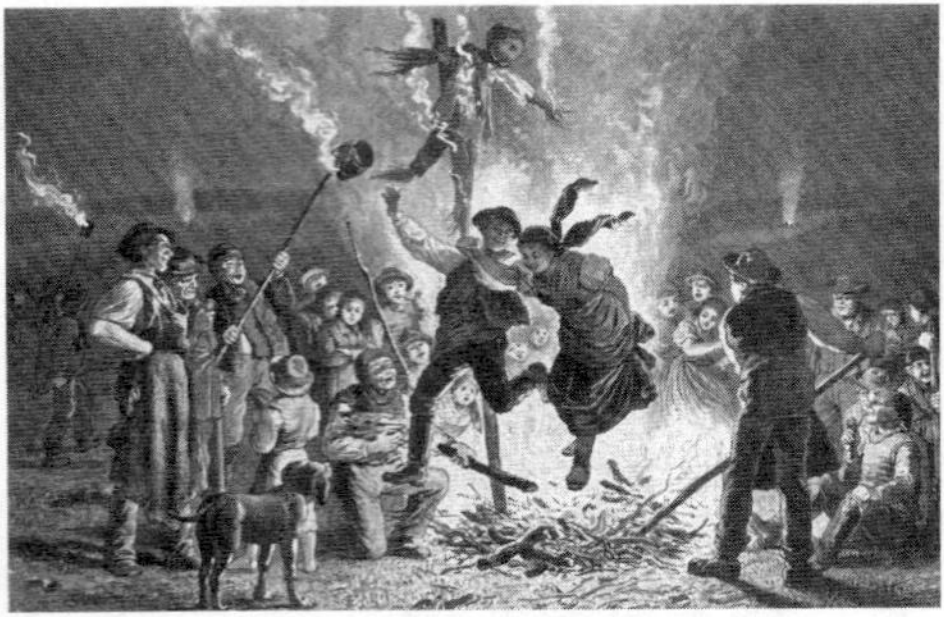

ヨハネの火祭り
昔はオトギリソウの花輪を頭に飾った女たちが火のまわりで踊ったという。19世紀の絵画より

力があると見なされたり、落雷除けとして家の戸口や窓に吊るされた。

　このオトギリソウの力が最大になるのは6月24日だと言われている。この日は古い暦で夏至にあたり、妖怪や魔女などが姿を現すと信じられていた。それで、魔物を追い払うために火を焚き、魔物の形をした人形を投げ込む。これをヨハネの火祭りといい、現在も南ドイツで行われている。

　この日は薬草摘みにとって特に重要な日である。この日に摘んだ薬草は最も効果があると信じられていたからだ。朝露が降りる直前に摘む薬草、夜明け前に摘む薬草、それぞれ摘むためにふさわしい時があったので、女たちは夜明け前から待機している。

　春に花を咲かせた薬草がちょうど実をつける。秋咲きの花もある。薬草を扱う女たちの知識と伝統が最大限にいかされる日である。この夏至のための民間行事が、のちにキリスト教暦に取り入れられ、洗礼者ヨハネの祝日ということになったのである。

日本の茶摘みは夏も近づく八十八夜で、立春から数えて88日目。だいたい5月2日頃になる。あと数日で立夏。西洋、東洋を問わず、農耕で生きる人々にとって自然のサイクルは大切なものである。彼らにとって、こうした農耕行事は欠かせないものだった。

［イラクサ］

こうして魔除け草を見てくると、魔除け草の条件はそれほど複雑とは思えない。理由はなんとでもつけられそうだ。単純なところでは、ヒイラギのように刺のあるものが魔除けに使われただろうことは容易に想像がつく。

セイヨウイラクサ（*Urtica dioica*）もその刺のために呪いを解く力があると思われていた。イラクサの葉はびっしりと刺毛で覆われている。この刺には皮膚に炎症をおこすアセチルコリンやセロトニンなどが含まれているので、刺さったときの痛みはかなり激しい。試しに触ってみたことがあるが、後悔した。その痛みは半日以上も続いた。あの刺なら魔も逃げるだろう。

アンデルセンの『野の白鳥』にはイラクサが呪いを解く草として使われている。呪いによって白鳥にされた11人の兄たちを救うために、妹のエリサはイラクサで11枚の鎖帷子《くさりかたびら》（鎧の下に着るシャツ）を編まなければならなかった。親切な仙女がエリサの夢に現れて、そのシャツを兄たちに着せてやればたちまち呪いが解けると告げたからである。イラクサの刺はまるで火のようにエリサの手や腕を刺し、火ぶくれができる。それでも、エリサは必死に織る。

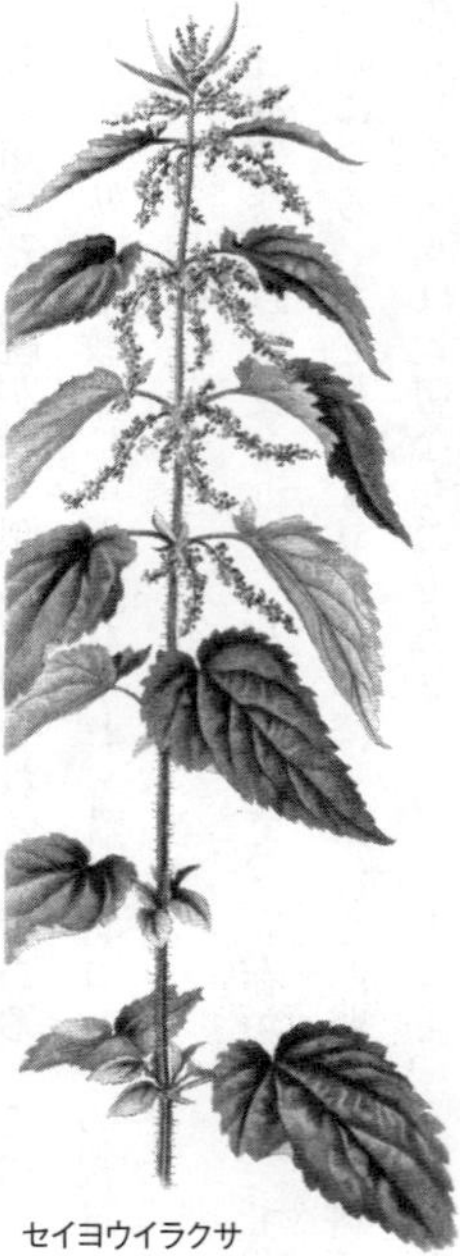

セイヨウイラクサ

昔の平織はイラクサの茎の繊維で織ったという。刺は、熱を加えるか、葉を乾燥させればとれる。エリサがそれを知っていれば少しは楽だ

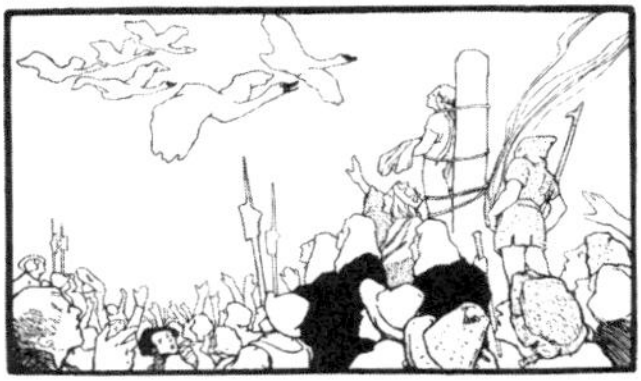

『六羽の白鳥』
火刑柱に縛られた妹は手に編み上げたシャツを持っている。それを白鳥にかけてやり、兄たちは元に戻り、話はめでたしで終わる。18世紀まで続く魔女狩りによって、魔女として火刑に処された人々にはこのような奇跡など起こりようがなかった。童話と史実の差は大きい。オットー・ウッベローデ画（1907年）

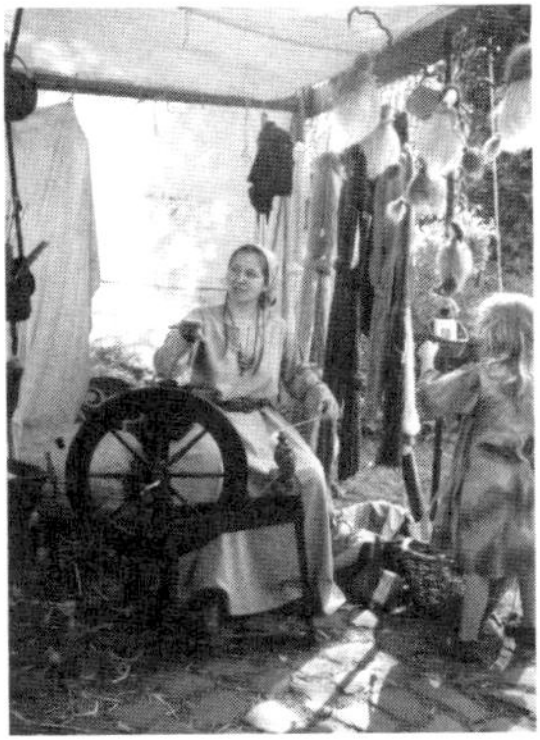

エリサにもこんな糸紡ぎがあったならなあ。中世の市場を再現する祭りで、糸を紡いでみせる女性（ドイツ）

ったろうに。

これとよく似た話がグリム童話にある。『六羽の白鳥』である。白鳥にされた6人の兄たちの呪いを解くために、妹は「シュテルンブルーメ」（星の花）という花でシャツを編むことになっている。

あるドイツ語の辞書に、スイセンの別名としてシュテルンブルーメという単語が載っているが、これは花の形から名づけたものだろう。スイセンでシャツが織れるとは思えないので、『六羽の白鳥』に出てくる花にスイセンを当てはめるのは考えものだと思う。

翻訳ではこれをキク科のユウゼンギクとしているものが多いが、実際には存在しない花だというグリム童話研究家もいる。「星の花」とはきれいな名前だが、イラクサほどには呪いを解く力強さは感じられない。ここではアンデルセンの勝ちか。

［ハシバミ］

草だけでなく、樹木も魔除けの力をもっている。たとえば、カバノキ科のセイヨウハシバミ（*Corylus avellana*）は魔力のある木としてよく知られている。この木のもつ不思議な力はいろいろなところで語られている。

グリム童話にこんな話がある。幼子イエスが昼寝をしている間、母のマリアがイチゴを摘みに森へ出かけた。すると、草の中から恐ろしいヤマカガシ（蛇）が飛び出した。急いで逃げたが、後を追ってくる。そこで、マリアはそばのハシバミの藪にじっと隠れていた。すると、蛇はいなくなってしまっ

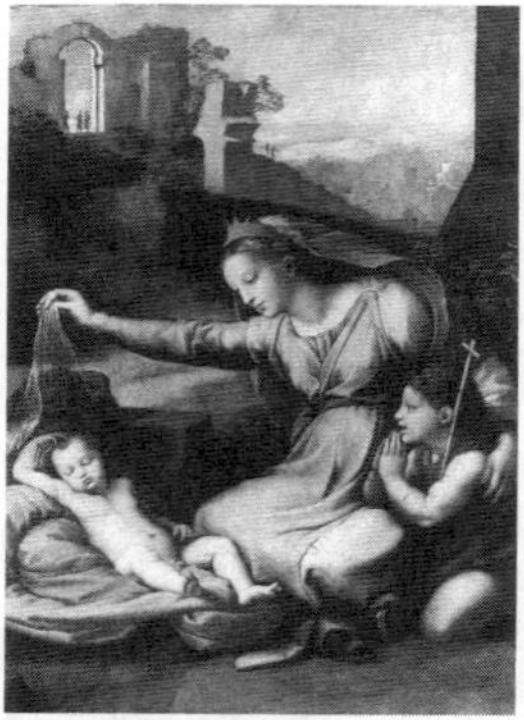

眠る幼子キリスト
若々しい母マリアのやさしさが伝わる。右手に立っている幼子は後にヘロデ・アンティパスによって首を切られることになる洗礼者ヨハネ。ヨハネの母とマリアは従姉妹である。ラファエロ／ジャン・フランシスコ・ペンニ画「冠のマドンナ」1510〜1511年頃

た。

マリアは「このハシバミが私を守ってくれたように、これからもハシバミがずっと人間を守ってくれますように」と言った。それ以来、ハシバミの緑の枝は、蛇や

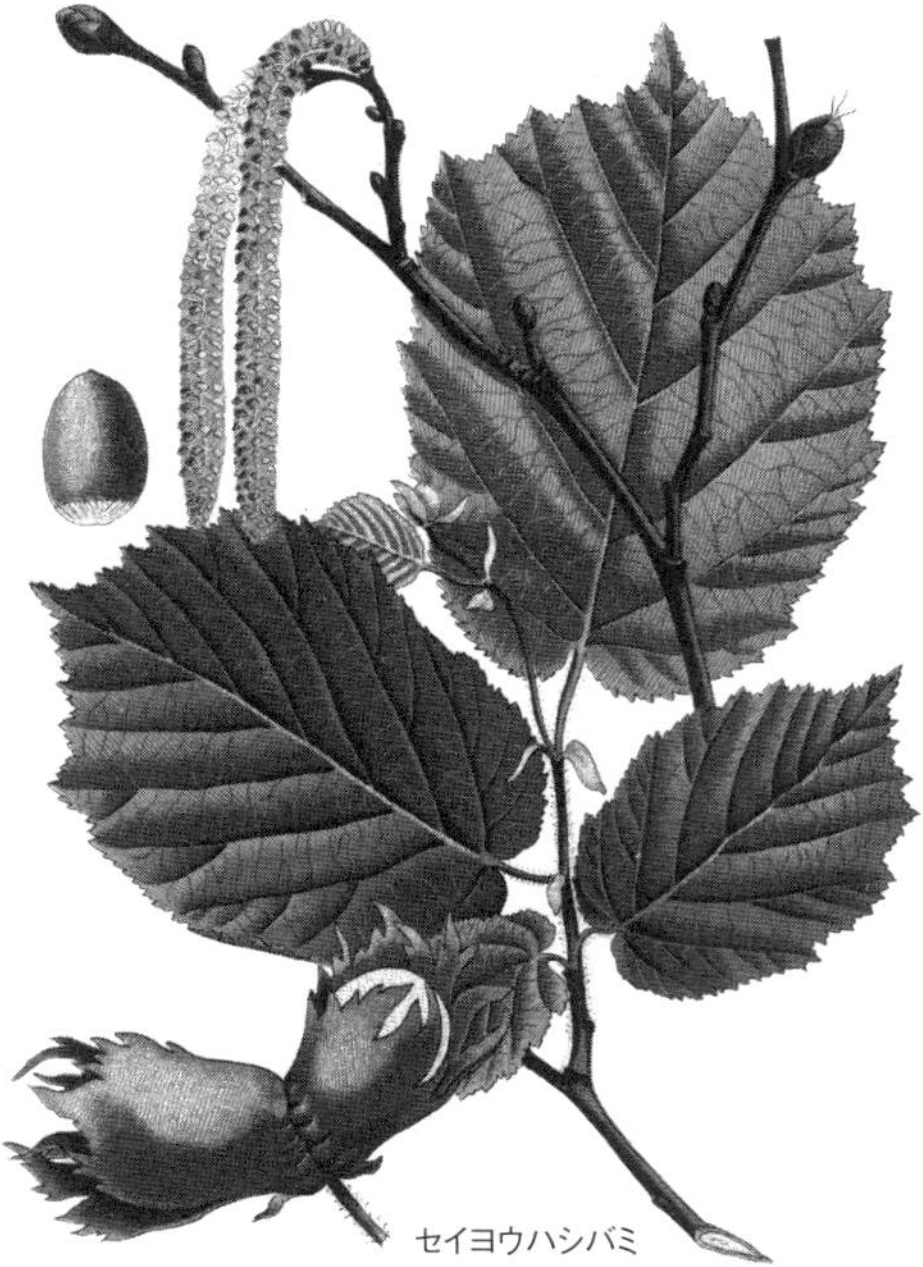

セイヨウハシバミ

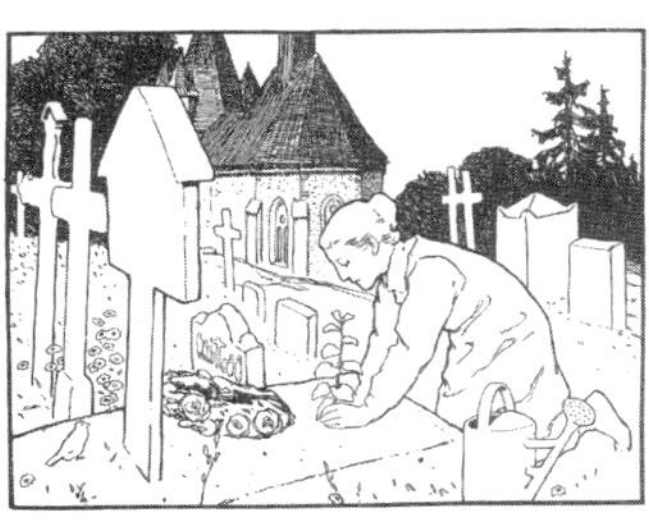

グリム童話の『灰かぶり』は現代のディズニーアニメ『シンデレラ』とはずいぶん違う。カボチャの馬車やネズミの御者を魔法の杖で作りだす妖精は出てこない。すべてハシバミの木にやってくる小鳥のおかげである

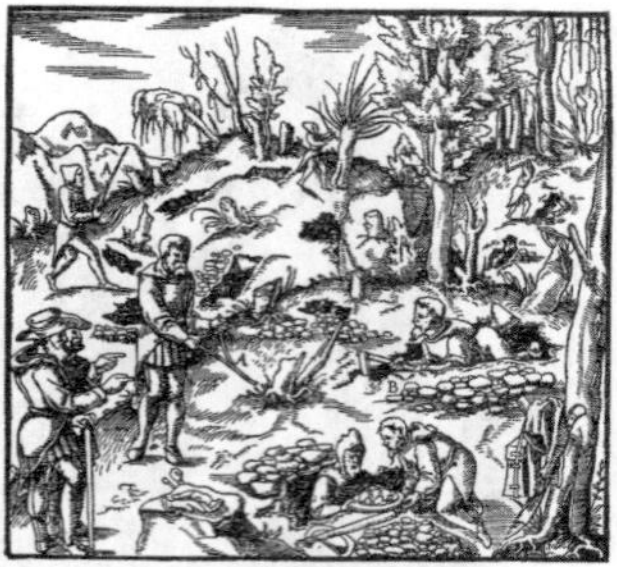

ハシバミの枝は地下の微妙な変化を手に伝え、実際に鉱脈や水脈が見つかったという。本当に有効かどうか、現代でも科学者の間で大いに議論されているという。ゲオルク・アグリコラ著『鉱物誌』1580年

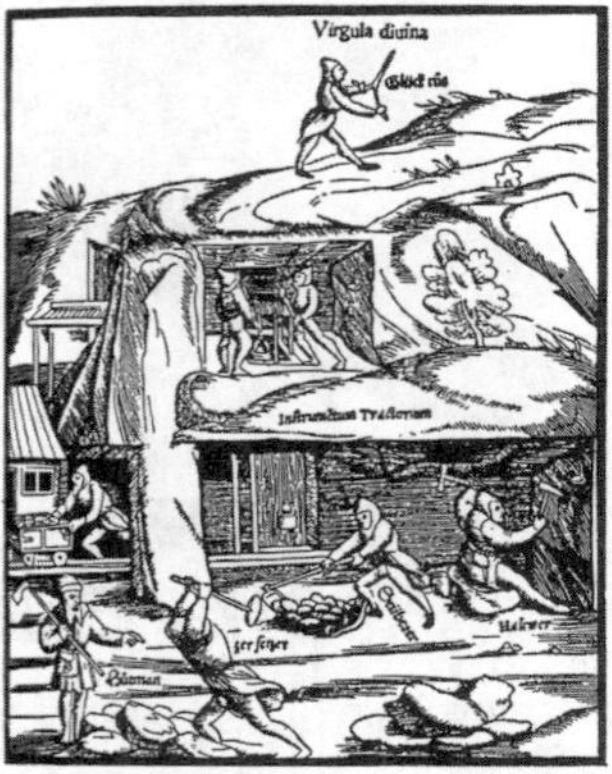

山の上で男が二股になったハシバミの枝を水平に持って歩いている。鉱脈があると枝は激しく震え、地面に引き込まれるように下を向くという。セバスティアン・ミュンスター画、1544年

地面を這うものを除けるお守りになったという。

　これもグリム童話の話だが、灰かぶり（シンデレラ）は、旅に出る父から土産は何がいいかと聞かれて、帰り道で最初に帽子に当たった木の枝が欲しいとお願いする。それがハシバミの枝だった。灰かぶりはそれを母の墓に植える。すると、この木に小鳥がやってきて、灰かぶりに靴やドレスを運んできてくれる。そのおかげで灰かぶりは城の舞踏会に行くことができ、王子と結婚し、幸せになる。

　財産譲渡のしるしに枝を渡すという法律が中世にあったそうだ。西暦５１０年前

後に成立したと推定されているゲルマン民族の最古の法典『サリカ法典』にこんな条項がある。簡単にいうと、支払いをすべき人はその約束の証として相手に草茎を渡すことになっていて、その支払いを怠ると、相手はその草茎をもって訴えることができるという。

後妻が連れてきた2人の娘はきれいなドレスや宝石を土産に頼んだが、灰かぶりは父に支払い(財産譲渡権)を頼んだということになる。父親は草茎ではないが、ハシバミの枝を手渡すことによって約束したのである。灰かぶりはしっかり者だ。

また、ハシバミの枝は水脈や地下資源を見つける占い棒でもあった。二股に分かれたハシバミの枝で丹念に地面を探る。地中から発する鉱脈や水脈の反響をよく捉えることができるという。これで運よく発見できれば大儲けだ。ハシバミは富を与えてくれる優れものといえる。

また、ドイツには、健康と幸せを願って、相手を若枝で叩く若枝叩きという習慣があった。これもナナカマドやセイヨウネズとともにハシバミの若枝が使われた。

ハシバミは落葉低木で、草とはいえないが有用な植物として薬草に入れられている。木の実ヘーゼルナッツは菓子に、食用油に、香水、石鹸などに用いられる。ハシバミは魔除けであり、健康や幸せ、富をもたらすお守りとして一級品である。

[ヤドリギ]

ハシバミは人間の生活に密着した領域で力を発揮しているので、親しみがある。だが、セイヨウヤドリギ（*Viscum album*）となると神秘的な力が加わり、畏怖の念に近いものを感じさせる。ヤドリギは不思議な植物である。名前からわかるように、他の木に寄生してしか生きられない。しかも、種子はその実を食べた鳥の糞によってのみ運ばれる。漿果《しょうか》はネバネバしていて、鳥モチになり、血圧を下げる効果もある。

漿果は透き通った真珠みたいな粒で、それが細い枝の根元に固まっている様はなんとも言えず神秘的である。落葉した木に寄生しているセイヨウヤドリギをドイツで見るのは珍しくない。別名「魔女のホウキ」という。

よくクリスマスツリーの飾りに使われる。ヤドリギが飾られたクリスマスツリーの下に立っている女性にはキスしてもいいという習慣が、今もある。多くの実をつけるので、多産と豊穣のシンボルとして崇められていることに由来するのだろう。

ケルト民族のドルイド僧が行う儀式にヤドリギは重要な役目を果たした。ドルイドが黄金の鎌を持って、神木であるオークの木に宿ったヤドリギを切り落とす。下には実を受ける布が敷かれる。この実をお守りにする。ヤドリギはオークの木にはめったに宿らないので、いっそう神秘的な扱いをうけるという。

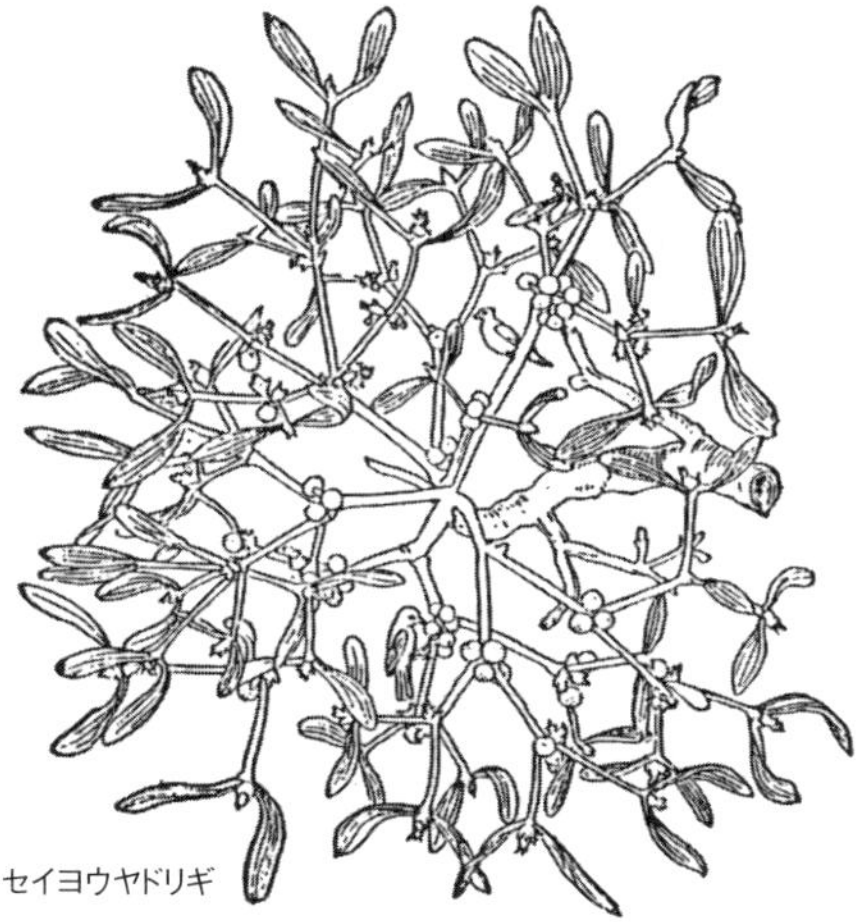
セイヨウヤドリギ

面白いことに、ヤドリギはもともとはちゃんとした独立した樹だったのだが、キリストを磔《はりつけ》にした十字架に使われて、そのことを恥じ、身を縮めているうちに独り立ちできず寄生するようになったという伝説があるそうだ。なんとも人間的なヤドリギである。

キリストが背負った十字架が実際にどんな木だったかは、オークやポプラなど数種類の名前が挙がっているが、特定できないらしい。

2　薬草を摘む曜日

薬草は人々の日常生活に大切な役目を果たしている。だから、効果のあるときを狙って摘むことが必要である。6月24日のヨハネの祝日は薬草摘みにとって最も大切な日だったが、曜日もまた重要である。

バイエルン（南ドイツ）大公の侍医ヨーハン・ハルトリープは『禁じられた技、迷信、魔法全書』（1456年）で、「魔女の軟膏」を作るために、決まった曜日に決まった薬草を摘む人がいると書いている。

日曜日　キクニガナ
月曜日　ヒメハナワラビ
火曜日　クマツヅラ
水曜日　セイヨウヤマアイ
木曜日　ヤネバンダイソウ

金曜日　シダ

土曜日が入っていないのは、土曜日を安息日とするユダヤ教徒が念頭におかれているからだと思われる。キリスト教では日曜日を安息日とする宗派が多いが、ユダヤ教では金曜の日没から土曜の日没までが安息日である。つまり、このリストはキリスト教に睨まれた異教の習慣からできたものであることがわかる。

これらの薬草は、「魔女の軟膏」用というより、魔除けとして用いられたり、食卓にのぼるようなものが多い。それが「魔女」と結びつけられたのは、決まった曜日に決まった薬草を摘むという行為が異教の風習だったので、キリスト教にとっては受け入れられなかったからではないだろうか。

［キクニガナ］

日曜日に摘むとされたキク科のキクニガナ（*Cichorium intybus*）は、すでに紀元前4世紀のエジプトのパピルス文書に、魔力をもった植物であることが記されているという。

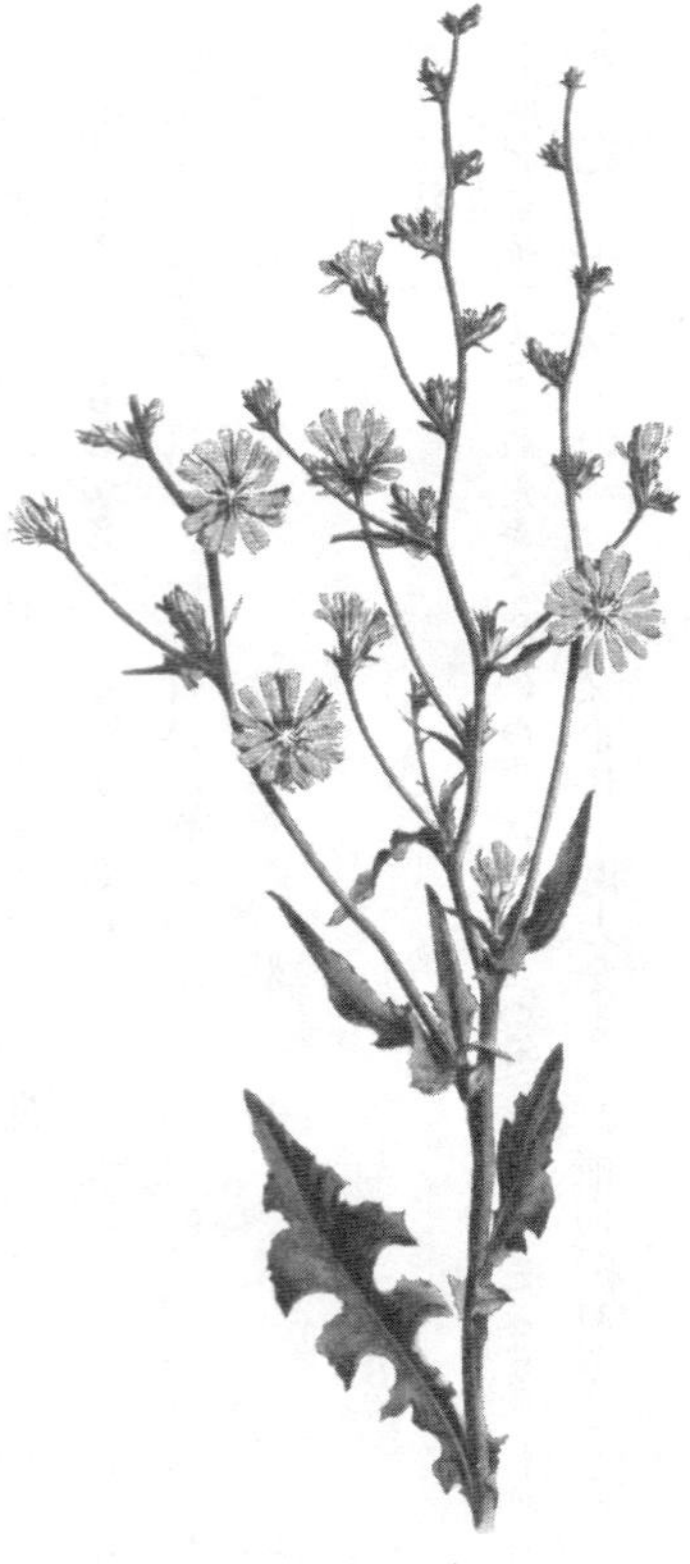
キクニガナ

旧約聖書によれば、イスラエル人がモーゼに導かれてエジプトを脱出する前夜、彼らは種なしパンと「苦菜」を食べたという。この苦菜がなんだったかははっきりしない。ホースラディッシュ、ヒソップ、コリアンダー、ニガヨモギ、ニガハッカなどが候補にあがっているが、キクニガナだという説もある。いずれも苦みや辛みのある薬草である。

エジプトのファラオはイスラエル人がエジプトを去ることをかたくなに認めなか

ったので、ついにエホバの神が立ち上がった。彼はイスラエル人にそれぞれ自分の家の門柱と鴨居に子羊の血を塗るよう命じた。それから神は「エジプトを打った」（出エジプト記12章17節）。

そのとき、この血が目印になって、神の罰は「エジプトにいたイスラエル人の家を過ぎ越した」と旧約聖書に書いてある。その夜、イスラエル人は種を入れないパンに苦菜を添えて食べ、翌日、約束の地を目指してエジプトを出るのである。

これが過越《すぎこし》の由来である。神はこの日を記念日として永遠に守るよう命じている。ヘブライ文化に詳しい人の話では、今もイスラエルの人々は過越祭（3月～4月）

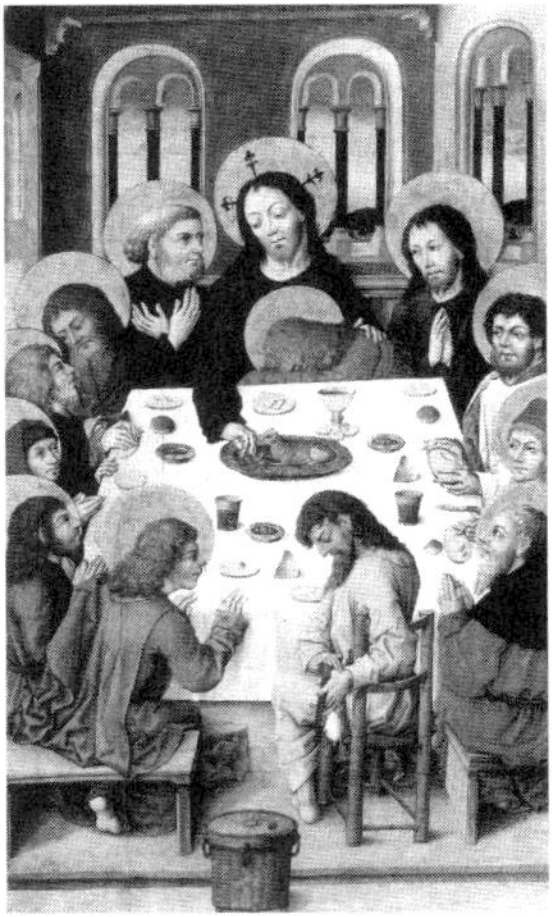

キリストが弟子たちと最後の晩餐をとったのは過越の夜のことだった。「わたしは、苦しみを受ける前に、あなたがたと一緒に、この過越の食事をすることをどんなに望んでいたことか」（ルカ福音書22章15節）15～16世紀のドイツ画家による『最後の晩餐』

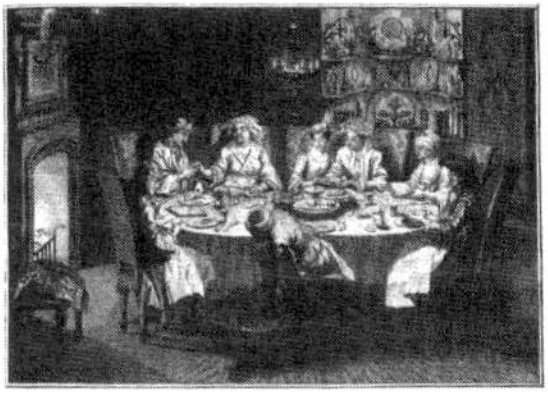

過越の礼拝用祈禱書を読みながら先祖の苦難を偲び、過越祭の食卓を囲むイスラエルの家族。J·S·ベルナール著『イスラエルの宗教儀式』1723年

の夜には食卓に種なしパンや苦い薬草を並べ、先祖の苦難を偲ぶそうだ。苦菜は一般にホースラディッシュを使うそうで、日本ではカイワレやワサビを用いるという。

子羊の血を塗るのは遊牧民の魔除けの儀式であり、種なしパンを作るのは豊作を祈願する農民の古い行事だったそうで、これが旧約の世界で一つに結びついたと解釈されている。さらに、そこに苦菜が添え物として登場したのだろう。

キクニガナの根は焙ってコーヒーの代用になる。市販されているものがあったので飲んでみたが、私には美味しいとは思えなかった。野菜売り場で見かけるチコリはこのキクニガナのことである。栽培によって作られたチコリはタケノコのような柔らかい葉のかたまりである。サラダやピクルスに使われ、食欲を増進させる。ちょっと苦いがこれは美味しい。

キクニガナには、来ぬ恋人を待つ乙女がキクニガナに身を変えたという悲しい伝説がある。ドイツ語の名前ヴェークヴァルテ（路傍で待つ）はこれに由来する。

キクニガナの青い小さな花は伝説にたがわず可憐である。ヨーロッパの薬草学では、青い花はメランコリーの治療や眼の薬に使われるというが、キクニガナの花も見ているだけで気持ちが落ち着く。

キリスト教が入ってくる以前に、人間は薬草と深く結びついていたのだから、ほとんどの薬草が異教の行事と関連づけられるのは当然といえば当然である。それがいつのまにか恐ろしい「魔女の薬草」にしたてあげられていった。

［ヒメハナワラビ］

月曜日に摘むというヒメハナワラビ（*Botrychium lunaria*）は、ある言い伝えによると、月夜に摘むのが魔除けとして最も効果があるという。ドイツ語でモーントラオテ、英語ではムーンワート、どちらも月の名がついていることから、月との関

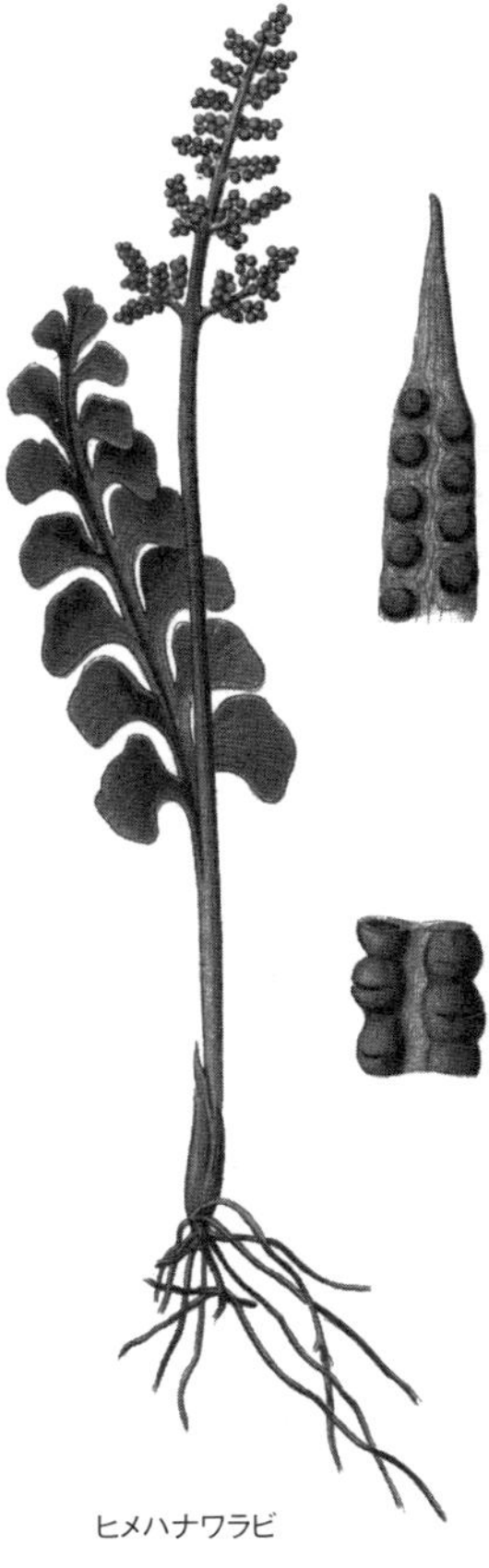

ヒメハナワラビ

係の深さを知ることができる。

魔除け草というのは、食べたり軟膏にして塗ったりというより、身につけたり戸口に吊るしたりして用いた。ヒメハナワラビも戸口に吊るされて魔除けになった。ヒメハナワラビはドイツ語で別名ヴァルプルギスソウといい、魔女の宴「ヴァルプルギスの夜」で魔除けとして使われた。

また、『英米文学植物民俗誌』（加藤憲市著）には、錬金術師がこれを使って金を作ったとか、妖精がこれを馬代わりにするとか、安産のお守りにしたとか、さまざまな言い伝えが紹介されている。愉快なものでは、ヒメハナワラビを使うとどんな錠前も開けることができるそうだ。まるで泥棒の守り草のようである。

ヒメハナワラビはシダ植物の一種である。ワラビという名はついているが、ワラビ属とは別のハナワラビ属の一つである。この植物を見るたびに、なんとも奇妙な気持ちに襲われる。細い茎に沿って羽状の葉が伸びているのだが、その葉はちょっと目には1枚には見えず、小さな葉がいっぱいついているように見える。しかし、小さな葉のように見えるのは葉の一部で羽片といい、これが気味の悪いほどイチョウの葉にそっくりなのである。

植物学者牧野富太郎の『牧野日本植物圖鑑』では、この羽片を扇のようだと説明し、ドイツの植物図鑑でも、半月の形をした扇のような葉であると説明しているが、私にはイチョウの葉のほうがぴったりする。残念ながら、日本では絶滅の危機に瀕している植物だそうだ。

［クマツヅラ］

火曜日に摘むクマツヅラ（*Verbena officinalis*）は、古代では祭壇に飾る花として

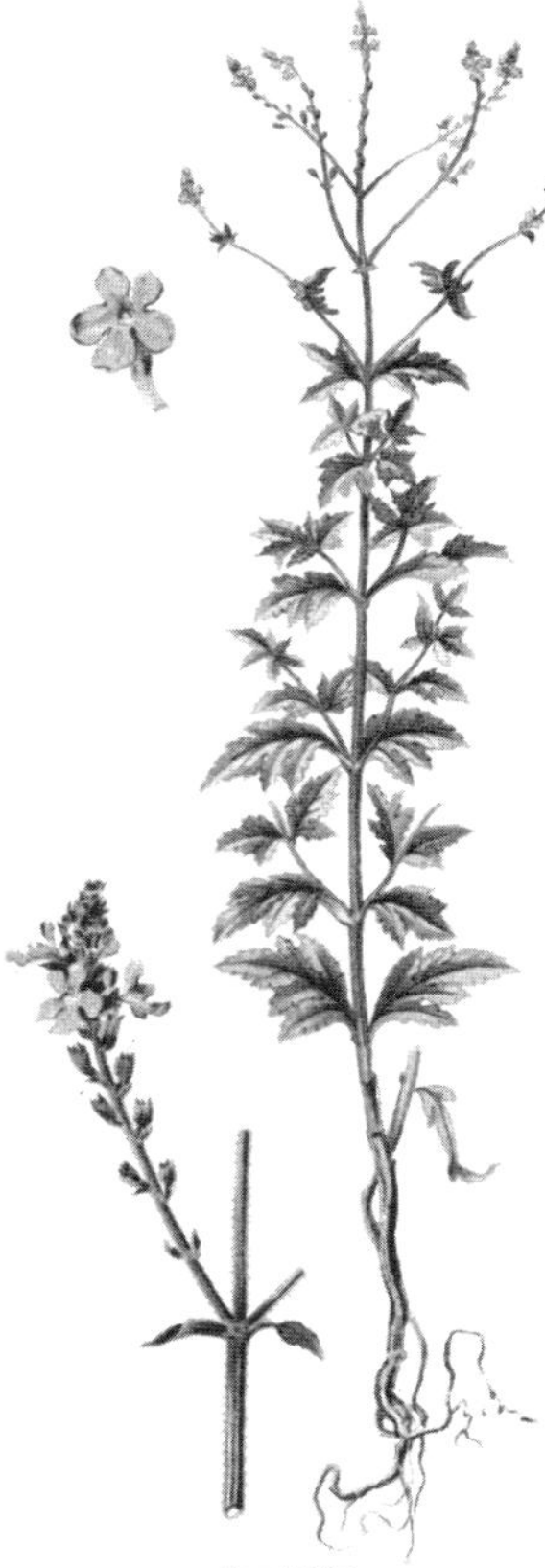
クマツヅラ

尊重されていた。クマツヅラの花はとても可憐である。真夏に薄紫色の小さな花を穂状に密集して咲かせる。

クマツヅラは、古代エジプトでは「イシスの涙」といわれ、儀式の際に燃やされた。また、ローマ神話の主神ジュピターの妃の名をとって「ユノの涙」といわれ、やはり祭壇に飾られた。北欧神話ではトール神に、ペルシャでは太陽神に捧げられた。

この聖なるクマツヅラは、中世ヨーロッパでは催淫効果があるとかで、結婚式にも使われたりしたようだ。また、伝染病を防ぐ薬草として重宝され、魔除け草とし

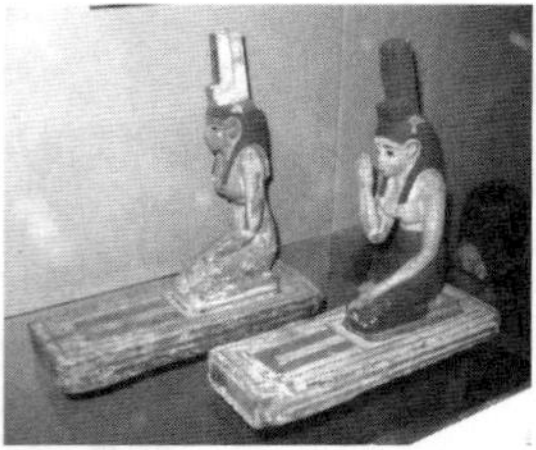

イシス女神
イシスは古代エジプトの神オシリスの妻である。イシスの像は、頭に椅子(玉座)を載せているもの(上)と、太陽らしき円盤を2本の牡牛の角の間に挟んだものを載せているもの(下)がある。後者の場合はたいてい息子ホルスを抱いていて、のちの聖母子像の原型になった。また、頭の飾りが、地味な椅子と違って、神秘的で華麗な感じがするのか、タロットカードの絵のモデルにもなっている。大英博物館所蔵

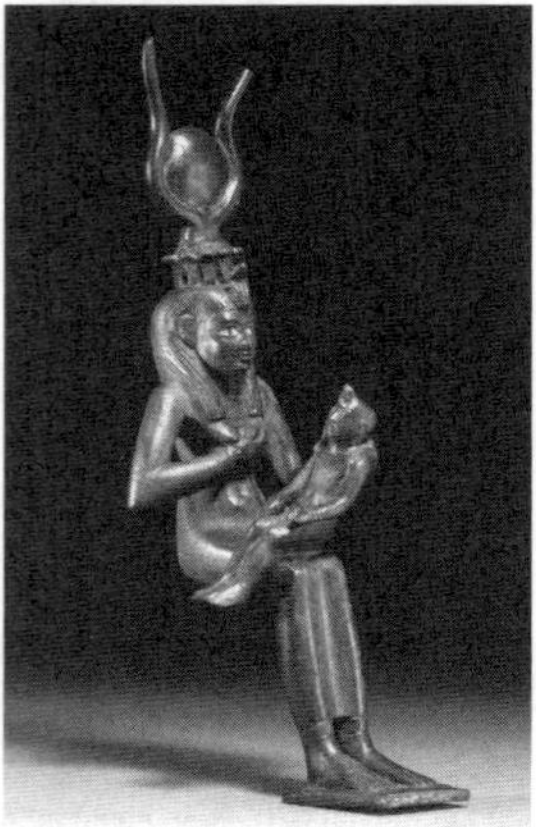

て認められていた。

ドイツには、子どもの洗礼のときにクマツヅラやチーズを子どもの身体に結びつけて魔から子どもを守る風習があった。宗教改革家マルチン・ルター（1483～1546年）は、そんなことは迷信だと苦々しく語っている。

クマツヅラはドイツ語で「鉄の草」（Eisenkraut）というが、その由来は、この植物の成分が鉄剣による傷の治療に使われたからだという。十字架に架けられたキリストの身体から流れる血を止めたのはクマツヅラだったという伝説もある。秋に採ったクマツヅラの全草を天日で乾燥させて生薬にしたのがバベンソウで、腫れ物や傷に効果がある。

葉は呼吸器、肝臓、腎臓の障害に効き目があり、精油は脱毛を防ぐが、素人の使用は控えたほうがいいと言われている。特に妊婦は使用してはならない。可愛い見せかけとは違って毒を含んでいるからだ。

［セイヨウヤマアイ］
水曜日に摘むトウダイグサ科のセイヨウヤマアイ（*Mercurialis perennis*）はさま

ざまな治療に使われる薬草である。学名のメルクリアリスだが、その語源については諸説あり、はっきりしたことはわかっていない。

メルクールは水銀を意味することから、この草が水銀を使う錬金術と関係があったのではないかという説がある。また、ローマ神話の神メルクリウス（英語でマーキュリー）に由来するという説もある。メルクリウスはギリシャ神話のヘルメス神のことで、彼は商売や旅の神とされているが、利尿効果や便秘解消の治療法を人間に教えた神様でもあったそうだ。セイヨウヤマアイは実際に利尿効果があると言われている。

ドイツ語ではビンゲルクラオトという。このビンゲルについてもはっきりしないが、低地ドイツ語の「オシッコをする」という動詞に由来するのではないかという説がある。ならばメルクリウスの言い伝えと合致し、うなずける。

古代から婦人病、特に生理障害に効くというので、薬用茶として利用されていた。ただし、生の葉は毒があるので、乾かしてから用いるようにする。ヤマアイに含まれている成分サポニンは、赤血球膜内のコレステロールと結合すると細胞膜を破壊してしまう。口にすると血便や血尿が出るというから、恐ろしい「魔女の薬草」に思われた可能性はある。

ちなみに、日本の山地に自生するヤマアイは日本における染料植物の最初だと言われている。名前から見て、藍染かと思われるかもしれないが、藍色になる染料色

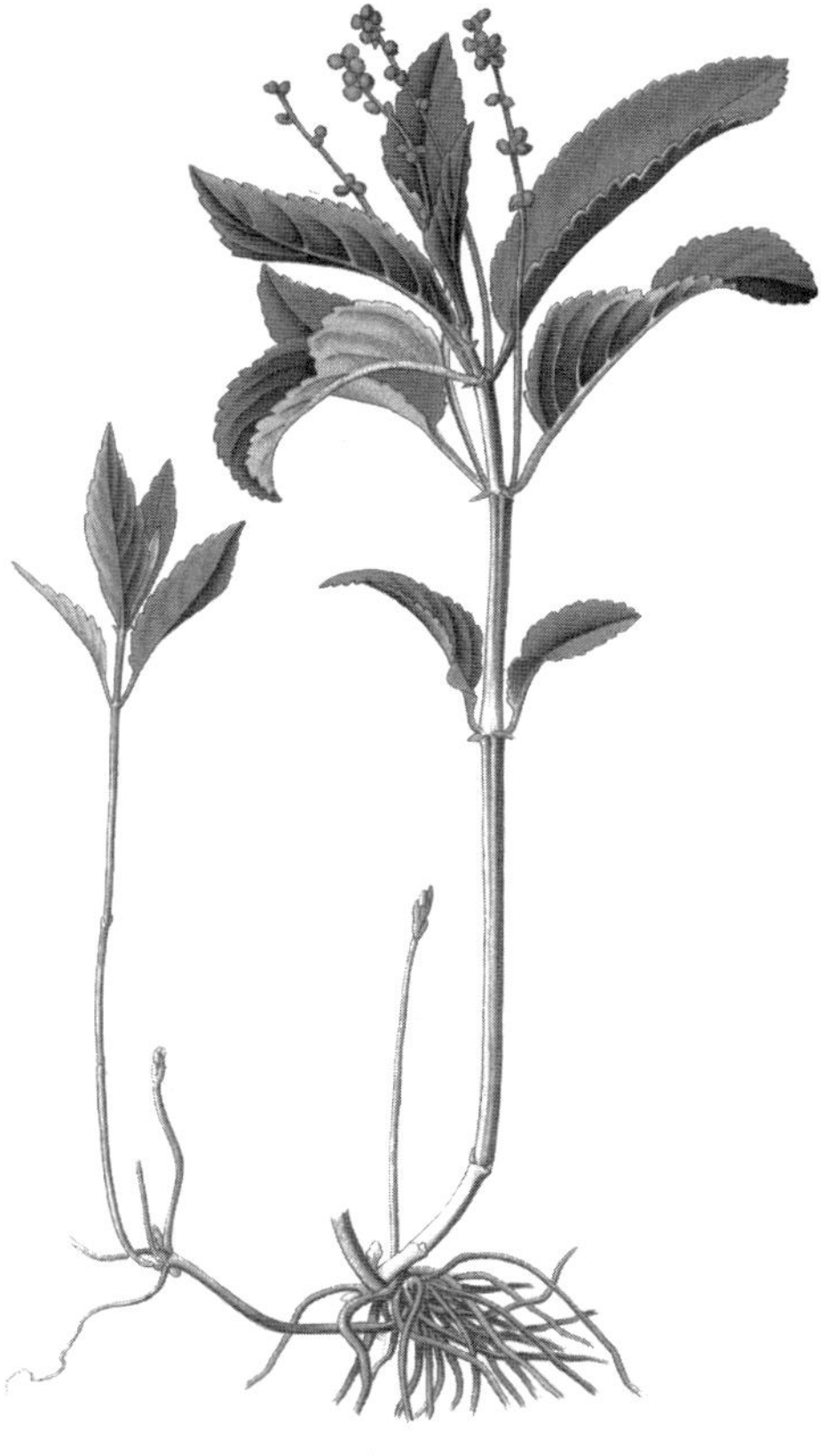

セイヨウヤマアイ

素インディゴは含まれていないので、緑がかった青色になる。藍染に用いられるのはタデ科のアイやキツネノマゴ科のリュウキュウアイである。

［ヤネバンダイソウ］

木曜日に摘むベンケイソウ科のヤネバンダイソウ（*Sempervivum tectorum*）は、家畜小屋や物置小屋の屋根に自生する。ロゼット状の多肉質の葉で、夏にピンクの花が咲く。ドイツ語ではハウスヴルツとかダッハヴルツ（屋根の草）ともいい、和名にも「ヤネ」がついているのは、この植物が屋根と結びついていることをよく示している。

フランク王国のカール大帝（742～814年）は、王領地の管理や経営について詳しく規定した『御料地令』（795年）を作ったと言われているが、その中で、庭にはどういう植物を植えるべきかを実に細かく指示している。薬草だけでも70を超える名前を挙げ、その最後に、庭師の家の屋根にはヤネバンダイソウを植えるようにと命じている。

稲妻や落雷、火災除け、魔法から身を守る薬草だと信じられていたのである。シダやオトギリソウと同じく、ヨハネの祝日6月24日にその力が最大になるという。だが、一方、ヤネバンダイソウが屋根の上で花を咲かせると、それはその家で誰かが死ぬ予兆だとも民間では信じられていた。

ヤネバンダイソウは薬草としての効果もあり、サラダ、茶として活用され、口内炎、夜尿症、下痢、生理不順などに効くという。真偽のほどはわからないが、ソバ

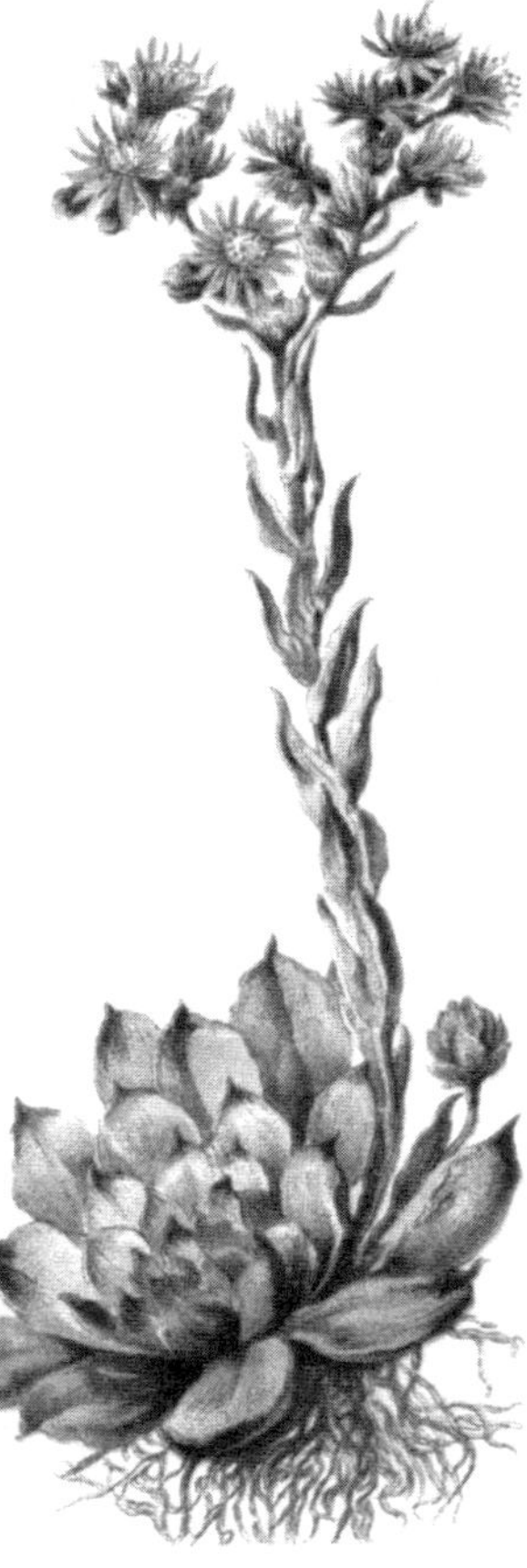

ヤネバンダイソウ

カス退治にも効くそうだ。

ヒルデガルト・フォン・ビンゲンの『フィジカ・自然の治癒力』によると、ヤネバンダイソウは精力増進の効果が抜群だという。健康な男性が食べると性欲に火がついたようになり、老齢でも生殖能力は復活する。しかし、女性の不妊は解決されないそうだ。また、耳のよく聞こえない人には、ヤネバンダイソウの絞り汁を繰り返し耳に入れてやれば必ず聞こえるようになるとも言っている。本当だろうか。

ヤネバンダイソウはそれほど珍しいものではないので、それがこんなにも凄い力をもっていたとは驚きである。

［シダ］

シダは不思議な植物である。おおよそ4億年前の大昔から生育し、ほとんど進化せず、絶滅もせず、今に至っている。オシダとメシダは、分類されるグループも葉の形も違うが、昔はペアで魔法の草として扱われていた。

ヒルデガルト・フォン・ビンゲンによれば、ヨーロッパのオシダ（*Dryopteris filix-mas*）は悪魔もこれを忌避するほどの偉大な植物で、雷、霰《あられ》、雹《ひょう》も避けると言

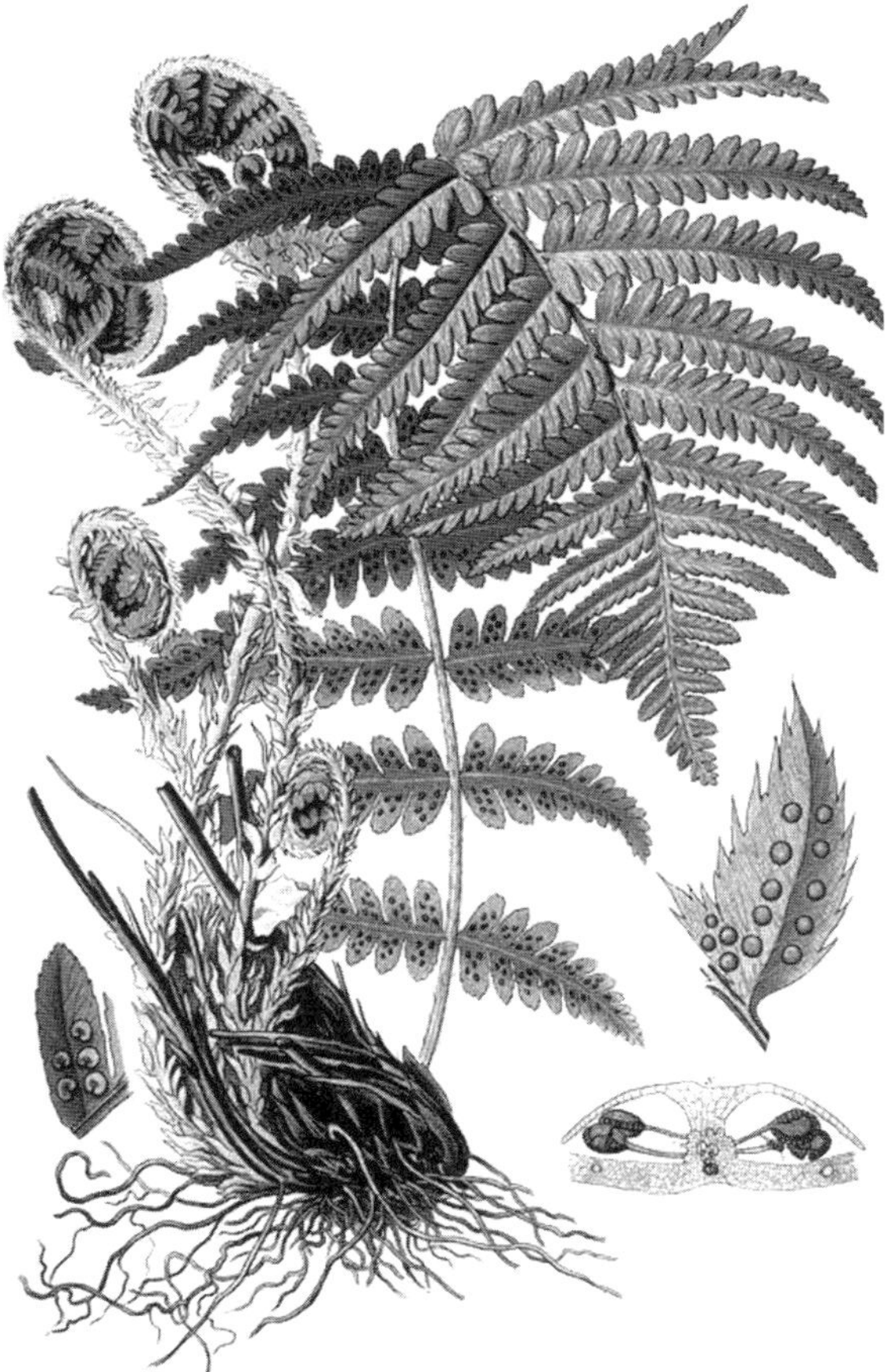

ヨーロッパのオシダ

う。また、健忘症気味の人や無知な人は、オシダの胞子、実際は胞子嚢なのだが、これを手に握っているといいとも言っている。

シダの葉の裏側にびっしり張りついた胞子嚢は見ようによっては気味が悪いが、この胞子嚢には不思議な力があり、それを身につけていると姿を消すことができ、剣や鉄砲に対して不死身になり、また恋の成就にも力があると人々は信じていた。根の塊はヨハネのこぶしといってお守りになった。

シダは、6月24日（ヨハネの祝日）の夜に花をつけ、同時に胞子を落とすと言われていた。シダは顕花植物ではないので、これはおかしな言い伝えだが、ともかく、この日、人々はシダの胞子集めに奔走した。その熱狂ぶりはすさまじく、17世紀には、バイエルン（南ドイツ）のマキシミリアン公爵が、魔法を使う目的でシダの胞子を集めることを禁じ、教会もシダ胞子採取禁止令を出している。

同じシダ植物のヒカゲノカズラはドイツでは「魔女の小麦粉」（Hexenmehl）というが、日本ではその胞子を線香花火の材料にしたそうだ。日本では正月にウラジロを飾るが、これもシダ植物である。葉の裏が白いので、心の裏まで潔白であることを示すために、裏側を表にして飾ることになっている。一種の呪術的な活用である。

オシダは、こうした呪術としての役目とは別に、大昔からサナダムシやギョウ虫などおなかにわく虫の駆除に利用されてきた。根の粉やエキスを用いるが、効果は抜群のようである。ただし、服用量が多すぎると死に至るほどの中毒症状を起こすので、素人療法はしないほうがいいそうだ。

「魔女の薬草」は、魔を呼ぶ恐ろしい草であり、同時に魔を除ける重宝な草であるという二つの顔をもっていた。昔、人々は魔が入ってこないように薬草を燻したり、戸口に吊るした。身にもつけた。家畜の病気を防ぐために、餌に混ぜて食べさせた。どうしてそうするのか、その理由は忘れられ、これまでの習慣に従ってやっているだけにすぎない場合もあったろう。

節分に、イワシの頭をつけたヒイラギの枝を戸口に飾る家は、この現代の日本でどのくらいあるのだろうか。魔除け草なんてもう古くなってしまったのだろうか。そんなものは迷信として消えてしまったほうがいいのだろうか。それでも私たちは、災厄に遭わないように魔を払ってくれるものがあればいいと、どこかで思っているのではないだろうか。

第3章 魔法の薬草

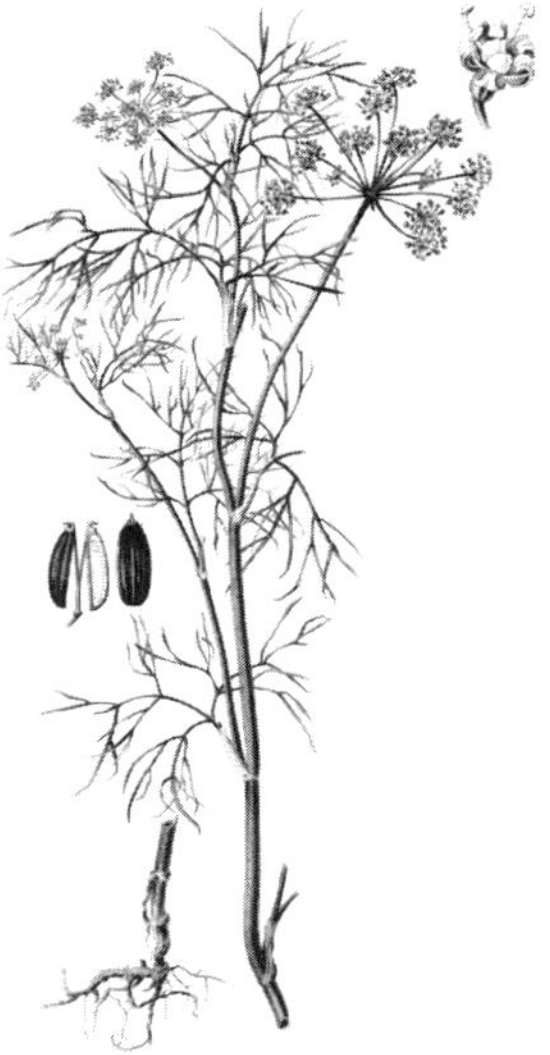

1　薬草の魔力

「魔法の薬草」という言葉には何か人をワクワクさせるものがある。魔法の薬草があったら、いったいどんな魔力を発揮するのだろう。それを使えば、日常にはあり得ない不可思議な力が授かるのだろうか。恋の悩みなんかあっという間に解決するのだろうか。苦しい病、死の恐怖からも逃れることができるのだろうか。

ちなみに、この魔法という言葉は英語でマジック、ドイツ語ではツァオバーというが、どちらも魔法、魔術、妖術、呪術などと訳される。魔法学校なら入学したくなるかもしれないが、妖術学校というと腰が引けそうだ。呪術の呪も「呪い」なら怖いが、「お呪《まじな》い」ならやってみたくなるかもしれない。言葉とは面白い。

ともあれ、「魔法の薬草」という言葉を聞いただけで、そこには何かとてつもなく素晴らしい世界があるにちがいない、それをなんとか垣間見たいものだと思う人はたくさんいるはず。

だからこそ、実際にはあり得ない魔力を秘めた「魔女の薬草」が活躍する伝説や作品が生まれたと言ってもいい。そこでは魔法が使われるのは当たり前。不思議な世界に入り込んで、大いに楽しむことができる。この章では、そんな非現実的な役目を担った幻想的な「魔女の薬草」をいくつか紹介しよう。

［マンドラゴラ］

まずはナス科のマンドラゴラ（*Mandragora officinarum*=M.vernalis）から始めよう。マンドラゴラは魔法の薬草の王様である。英語でマンドレーク、ドイツ語では古代ゲルマンの予言者アルルナに由来してアルラウンあるいはアルラウネといわれている。

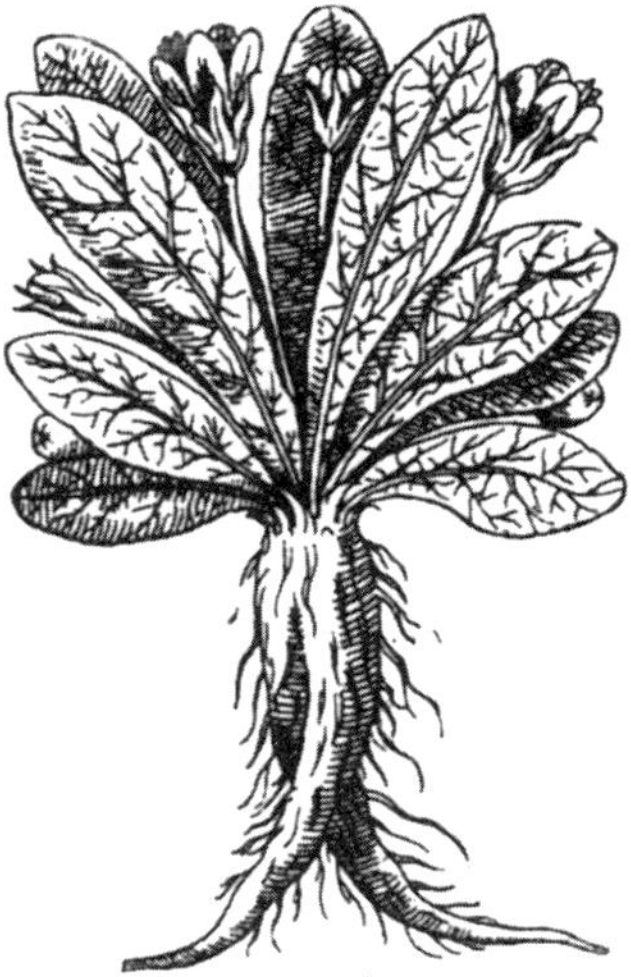
マンドラゴラ

東地中海沿岸に起源をもつこの植物ほど妖しい伝説にみちた植物も少ない。根は太く二股に分かれ、まるで人間の下半身のように見える。地上には大きな葉だけがロゼ

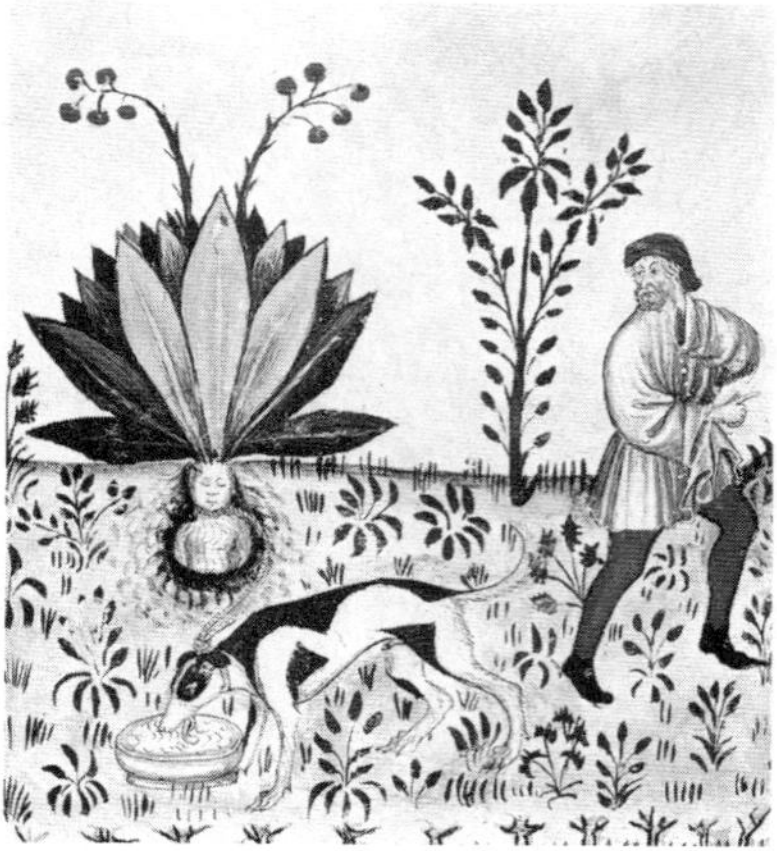

犬を使ってマンドラゴラを掘る

ット状に広がって生え、それがふさふさした人間の髪の毛みたいで、絵に描くと全体が人間の姿のようになる。

マンドラゴラが魔女の薬草の資格をもつのは、アルカロイドのアトロピン、スコポラミンという毒成分をもっていることもあるが、この人間に似た姿に負うところが大きい。

また、その根を掘るときの言い伝えが恐ろしい。根は掘られるとき、恐ろしい悲鳴をあげるので、掘る人は耳栓をしないと発狂するか死んでしまう。そのため、ロープを根に結びつけ、犬に引かせて掘り出すが、犬は犠牲になって死んでしまうと伝えられている。

また、マンドラゴラは死刑にされた囚人がもらす尿あるいは精液から生えるとか、この根を所有している人は富や幸せを得ることができるが、最後は滅ぼされるとか、

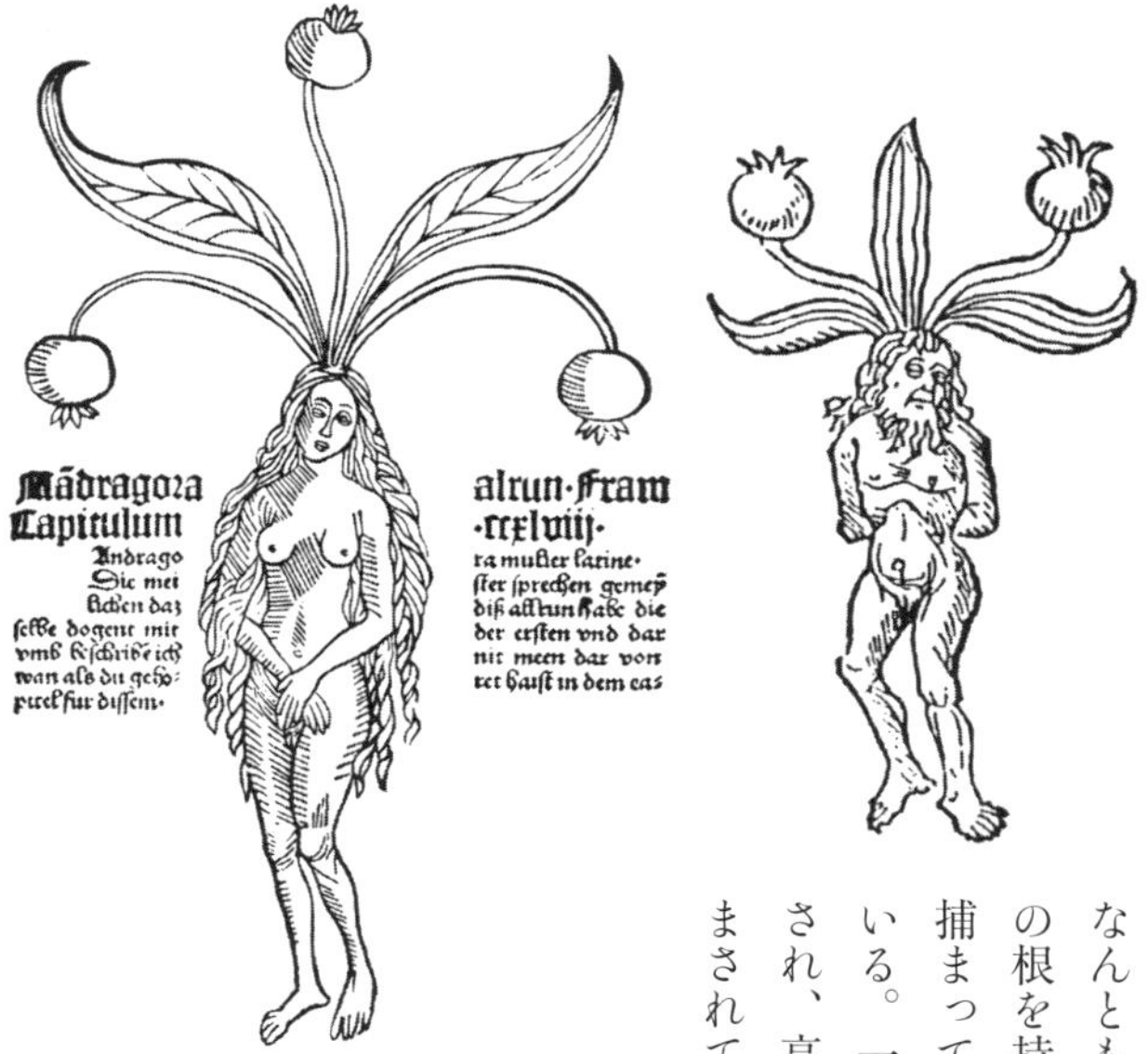

マンドラゴラの雄（右）と雌（左）

なんとも不吉な植物にされている。この根を持っていただけで、魔女として捕まってしまった女性の話も伝わっている。一方、この根は貴重なお守りとされ、高い値段で売られた。偽物を掴まされて憤慨した話もある。

伝説では、マンドラゴラには雌と雄がある。16世紀頃のものだが、男性と女性の姿をしたマンドラゴラのペアの絵が残っている。マンドラゴラはその言い伝えばかりが強調されて、実際の植物については曖昧な紹介が多い。マンドラゴラには2種類あって、それは伝説のような雄株や雌株ではなく、春咲き（*M.vernalis*）と秋咲き（*M.autumnalis*）の2種類である。

春咲きのマンドラゴラは淡い紫褐色の花を咲かせる。果実は小さなリンゴのようで、甘い香りがする。魔術師が好んで取り上げるのがこの春咲きで、これが雄マンドラゴラとされた。これはもっぱら薬用として使われる。

一方、秋咲きのマンドラゴラは、チシャに似た縮みのある葉を地面に広げ、薄紫色の花を咲かせる。こちらが雌マンドラゴラである。シュメール人は根も葉も汁液も歯痛止めや健胃剤として用いたという。

この秋咲きの種子を1袋プレゼントされたことがある。大きくなったら根を掘り出す実験をしないわけにはいくまいと覚悟を決めていたのに、いくらたっても芽が出ない。数年してからおそるおそる土をかき分けてみた。溶けてしまったのか跡形もなかった。栽培するのはとても難しいそうだ。

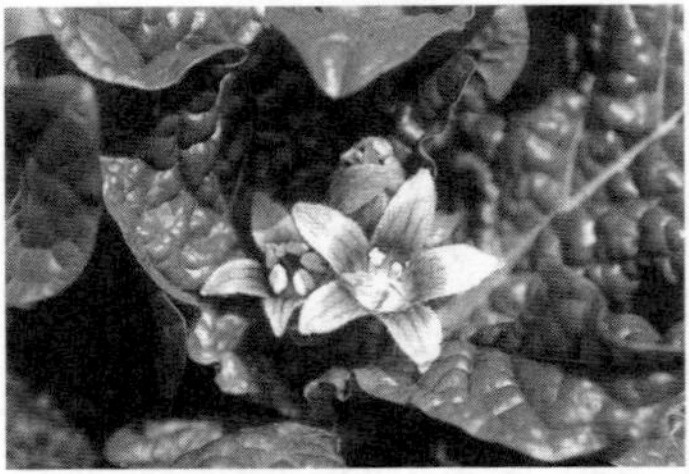
秋咲きのマンドラゴラ

マンドラゴラ伝説は謎めいた妖しい雰囲気に包まれているので、多くの文学者が好んで取り上げている。たとえば、ドイツ人の作家H・H・エーヴァースの『アルラオネ』（1911年）は人工受精によって生き身の女性アルラオネを作りだすという幻想的な話である。日本でも、マンドラゴラを扱ったマンガが何冊かある。いずれもこれら妖しい主人公は女性として扱われていて、男性はあまり登場しない。

茶色のワンピースを着たマンドラゴラの根がミュンヘンのドイツ博物館に展示されている。こうして服を着せると、男か女かはわからないが、たしかに人間のように見えなくもない。ドイツの有名な観光地ハイデルベルクの城内に薬事博物館があるが、ここのマンドラゴラはただの根っこで、それほど異様な形には見えない。また、ハンブルクの民族博物館の中にある学術研究所「魔女研究所」で偽物のマンドラゴラのお守りを見せてもらったが、これもあまりピンとこない形だった。

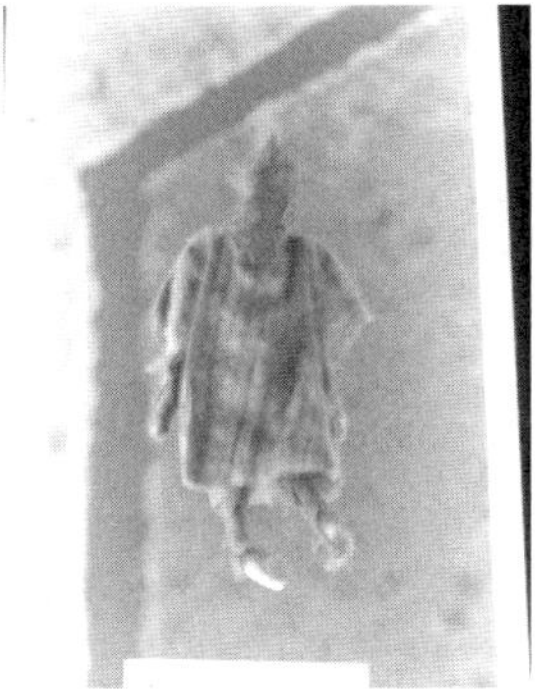
服を着たマンドラゴラ
ドイツ博物館（ミュンヘン）

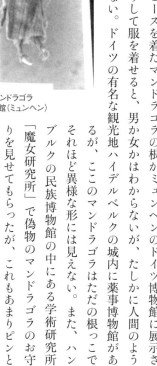

二股の根といえばチョウセンニンジンを思

い浮かべるが、こちらはウコギ科の植物で、その根を人参と称している強壮効果の強い漢方薬である。マンドラゴラも性欲促進の効き目があるといわれている。旧約聖書の「創世記」（29章18節〜30章23節）にこんな話がある。

イサクの息子ヤコブは、叔父のラバンのところで働いていた。ラバンには2人の娘がいて、姉はレア、妹はラケルといった。ヤコブは妹のラケルが好きになり、ラバンのもとで7年間働くから結婚を許してほしいと頼む。

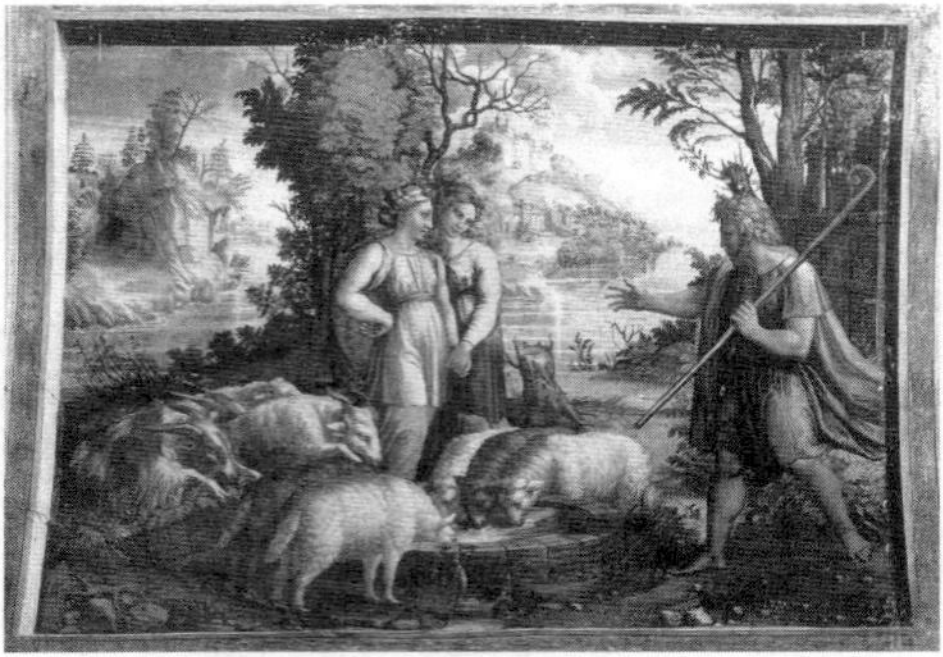

ヤコブは、母方の叔父の娘と結婚するように父に言われて旅立つ。やがて、羊を連れたラケルと井戸のそばで出会い、彼女を妻にしようと決意する。聖書にはここにレアもいたとは書かれていないので、腰に手を当てて堂々としている女性がラケルで、恥ずかしそうにうつむいているのはレアではなさそう。おそらく連れの誰かだろう。ラファエッロ画（システィナ礼拝堂）

7年たって二人は結婚することになったが、その翌朝、ヤコブの隣に寝ていたのは、姉のレアだった。これはラバンの計略だった。ラバンが言うには、この地では姉より先に妹が結婚することはできないのだと。そして、この婚礼の週が終われば、ラケルと一緒になってもいいから、もう7年間働くようにと言うのだった。

こうしてヤコブはレアとラケルを妻にし、ラバンのもとでなお7年働くことにした。ところが、ラケルはなかなか子どもを身ごもらなかった。一方、姉のレアは、ヤコブとの間にすでに4人も子どもをもうけていたが、そのヤコブを妹のラケルに取られて、もう子どもを産むことができないと嘆いていた。

小麦の刈り入れの頃、レアの息子が野原で「恋なすび」を見つけて、それを母親のレアのところに持ってきた。それを知ったラケルは自分にもその植物を分けてもらいたいとレアに頼む。すると、レアは「夫ばかりか、息子が持ってきた恋なすびまで私から取り上げるつもりか」と非難した。

そこでラケルは「ヤコブを今夜あなたのところに行かせるから、恋なすびを分けてください」と言った。その夜、ヤコブはレアのところにやってきて、泊まった。こうしてレアは5番目の子どもを産んだ。ラケルのほうも、彼女の気持ちが神に届いて、男の子が生まれたと書かれている。

ラケルはずっと不妊で苦しんでいる。イスラエルは、子を産ませられない男は神殿に捧げ物をする資格がないという社会だったから、子を産めない女は身の置き所

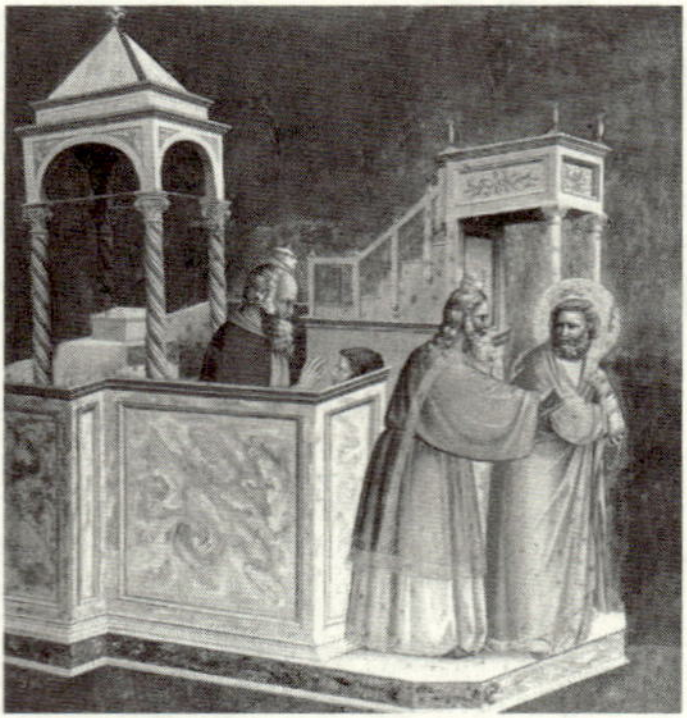

聖書外典『ヤコブ福音書』によれば、イスラエル人ヨアキムは妻のアンナとの間に長いあいだ子どもができなかった。それで神殿に入ることを拒否された。その後、神の恩寵によってアンナは受胎し、女の子を産んだ。これがマリアである。ジオット画「捧げものを拒否されるヨアキム」1305～1310年頃

もないほど肩身が狭かった。ヤコブは姉のレアに4人も子どもを産ませている。そう思えば思うほど、子どもが欲しい。

そんな思いでいるときに、レアの息子が受胎に効果のある恋なすびを見つけ、母親のレアに渡したという。そこで、なんとしてもそれを自分に分けてほしい。レアは もう恋なすびなど必要ないではないかと訴えたのだ。

ところがレアはそうではなかった。おそらく彼女は妹に夫を奪われて、日々そのことを息子の前で嘆いていたのではなかろうか。だから、息子は恋なすびを母のところへ持ってきたのだ。これで父親とふたたび仲よくなればいいと思ったのだろう。

それはともかく、この「恋なすび」のおかげで二人ともに受胎することができたのだから、その受胎効果は抜群だと言える。

日本語で「恋なすび」、ドイツ語で「愛のリンゴ」、英語で「マンドレーク」と訳されているこの植物が、ヘブライ語でドゥダイム、ギリシャ語でマンドラゴラスと呼ばれるマンドラゴラであることは多くの学者が認めている。

ところで、レアの息子はマンドラゴラをどうやって掘ったのだろう。耳栓をしたのだろうか。犬を使ったのだろうか。古代ギリシャの大学者テオフラストスによれば、マンドラゴラを刈り取るときは、その周りに剣で3重の輪を描き、西のほうを見ながら切り取らなければならないという。これはマンドラゴラの魔的な力に対抗するための儀式とみられている。テオフラストスの時代、つまり紀元前4世紀から3世紀の時代にはすでに恐ろしい力をもった植物と考えられていたのである。

ところが、紀元前5世紀頃に

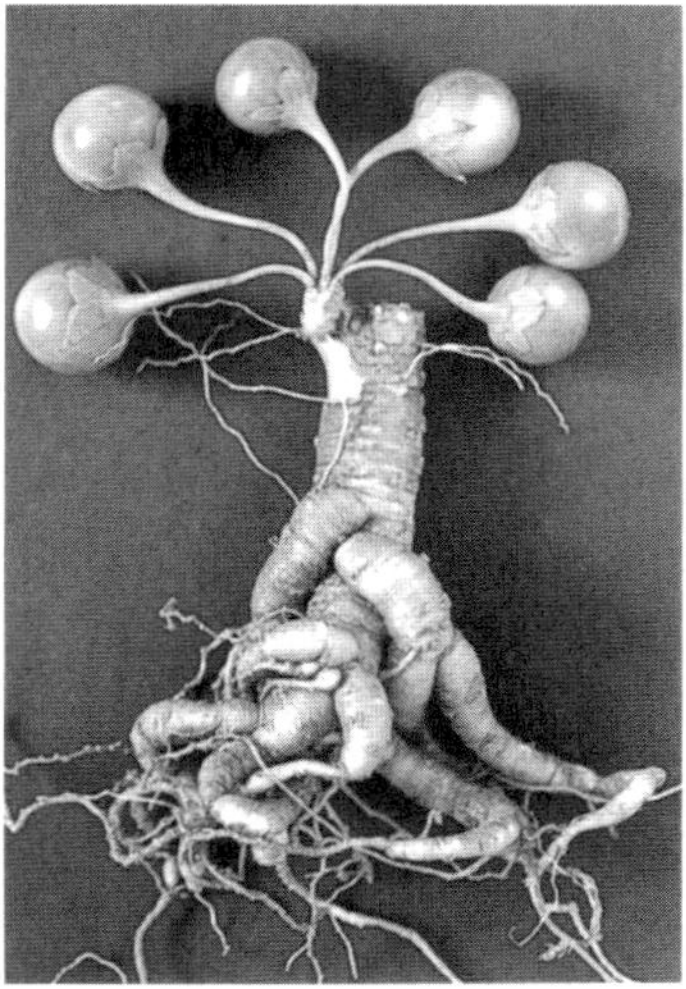

芽生えから7年目のマンドラゴラ

まとめられたと言われている「創世記」では、レアの息子がそんなことをしたとはどこにも書かれていない。

古代エジプトでは、マンドラゴラは3大媚薬の一つと言われ、ツタンカーメン王の墓の壁画や一緒に埋葬されていた小箱に、マンドラゴラを植えたり摘んだりしている人々が描かれている。だが、マンドラゴラの栽培や採取に怯えている様子は見えない。

ツタンカーメンといえば紀元前14世紀頃の王様である。そうみてくると、いかにも妖しいマンドラゴラ伝説は大昔からあったとはいえ、紀元前5世紀頃にはまだ生まれていなかったのではないか。マンドラゴラはもっぱら受胎効果に優れた植物として尊重されていただけの植物だったのではないかと思われる。

さて、そのマンドラゴラはどうやって食べるのだろう。根を煎じて飲むのだろうか。あるいは、果実を受胎のシンボルと見立てて、そのままかじるのだろうか。ラケルが果たしてどんな食べ方をしたのか、「創世記」には何も書かれていない。

テオフラストスは、ワインを造るときにマンドラゴラの根をいくつもの小片に切り分けて紐に通し、発酵前のブドウ液が発する気体の中に吊るすと書いている。最近、自宅で栽培し、その実を食べたことがあるという植物学者の話を聞かせてもらったが、そのまま食べられるそうで、ほのかに甘くて美味しいものだったという。

［ウイキョウ］

魔法というと変身と結びつけて考える人も多いのではないだろうか。ローマの作家アプレイウスの『黄金のロバ』（125年頃）の変身物語は面白い。この作品の舞台はギリシャのテッサリアである。テッサリアはギリシャ神話の時代から「魔法幻術の本家本元」の町であったという。

好奇心の強い男ルキウスが商用でこの町にやってくる。彼が泊めてもらっている家の女主人は、ルキウスの期待にたがわず恐ろしい魔術を使う女魔法使いだった。ルキウスはやがてこの家のメイドといい仲になる。

その彼女が彼にこんなことを言った。「今夜、女主人はフクロウに変身し、愛人のもとへ飛んでいくのよ」と。女主人は身体のあちこちに軟膏を塗って、フクロウに変身する。

それを盗み見していた彼は好奇心にかられて、自分もフクロウに変身してみたくなり、メイドにその軟膏を取ってきてほしいとせがむ。ところが、彼女は間違ってロバになる軟膏を取ってきて、それを彼に渡してしまう。

ロバになったルキウスは最後はふたたび人間に戻るのだが、全編、不思議な出来事や淫らで強欲な人間の業が描かれていて、読みだしたらやめられない面白さである。ドイツの魔女伝説の本家ハルツ地方にも魔女によってロバにされた男の伝説があるが、そのルーツはこの『黄金のロバ』にあると思われる。

ルキウスをロバにさせた軟膏がどんなものだったかについては書かれていないので、よくわからない。ただし、元の人間に戻る方法は書かれている。バラの花を食べればいいというのだから、なんだか拍子抜けするほど簡単だ。ただし、さて、バラを見つけて食べようとすると、必ず邪魔が入って、なかなか食べられない筋書きになっている。これがまた面白い。ちなみにハルツの話にあるロバになった男は、教会の聖水を振りかけてもらって人間に戻る。

ではフクロウから元に戻る薬は何かというと、メイドの話によれば、ロバの場合と何ほども違わない簡単さだ。「ウイキョウをちょっぴり桂の葉に添え、泉の水に浸したものを身に浴びるか飲むかするだけ」だという。

漢字の桂は中国ではシナモンを指すそうだ。日本語訳で桂とされている木がカツラの木なのかシナモンなのかわからないが、呪いを解くにはシナモンのあの強い香りのほうがいいように思える。

ウイキョウ（*Foeniculum vulgare*）もまた独特な香りをもつ薬草である。ドイツ

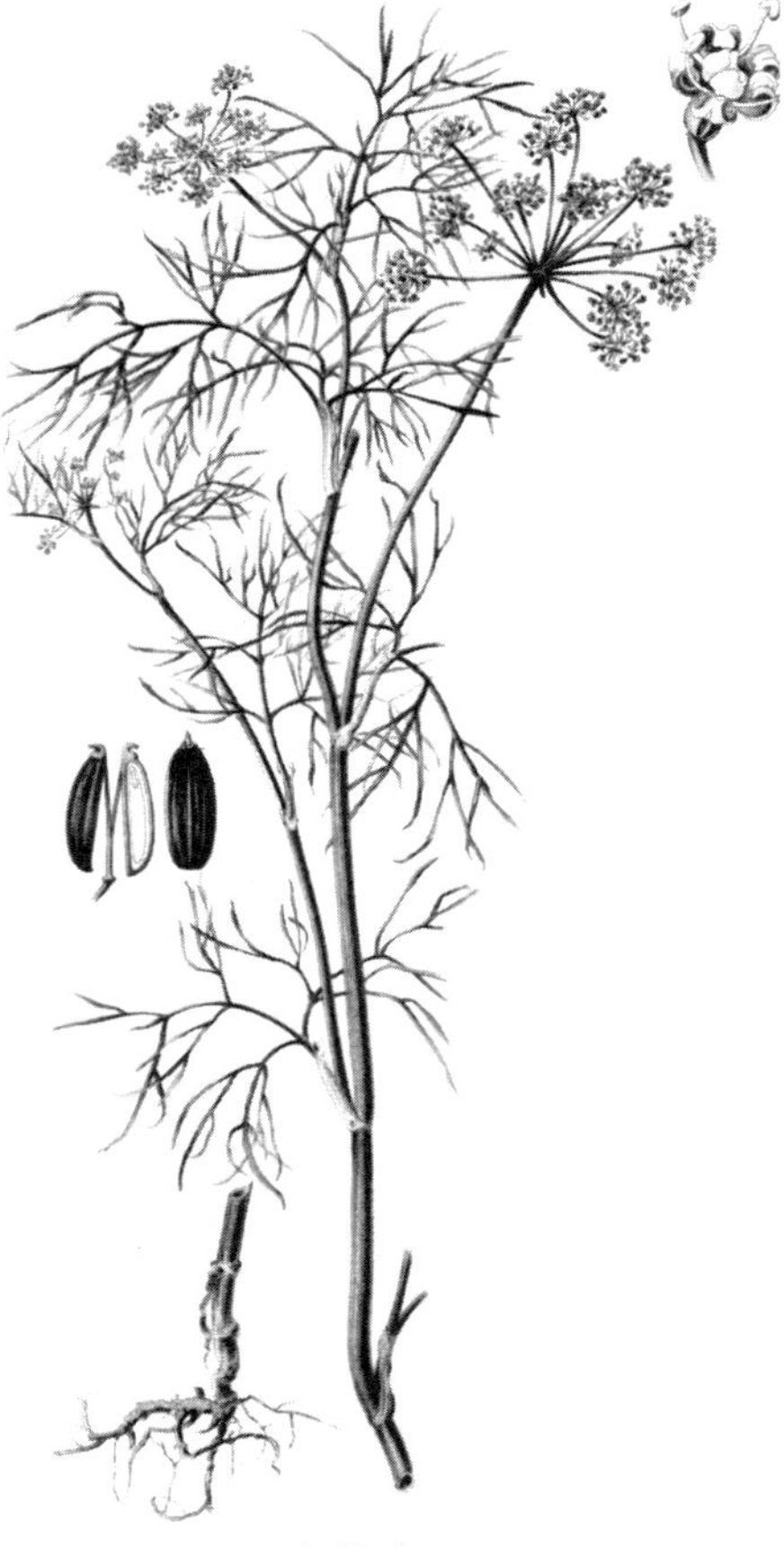

ウイキョウ

語でフェンヒエル、英語でフェンネル、セリ科の植物である。サラダや料理の香りづけに用いられたり根の抽出液を入れたお茶は解毒作用と利尿効果がある。種子のように見える果実を使ったお茶は便秘に絶大な効果がある。この実を噛むと空腹感がおさまるので、教会で長い説教を聞かなければならないとき、人々はこれを噛んで空腹をまぎらわしたという。ダイエットに適した薬草ということだろうか。

フクロウは不吉な鳥だとされ、魔女のお供だとも言われているが、ギリシャ神話では女神アテネの従者であり、知恵のシンボルだった。もし元に戻ることができる

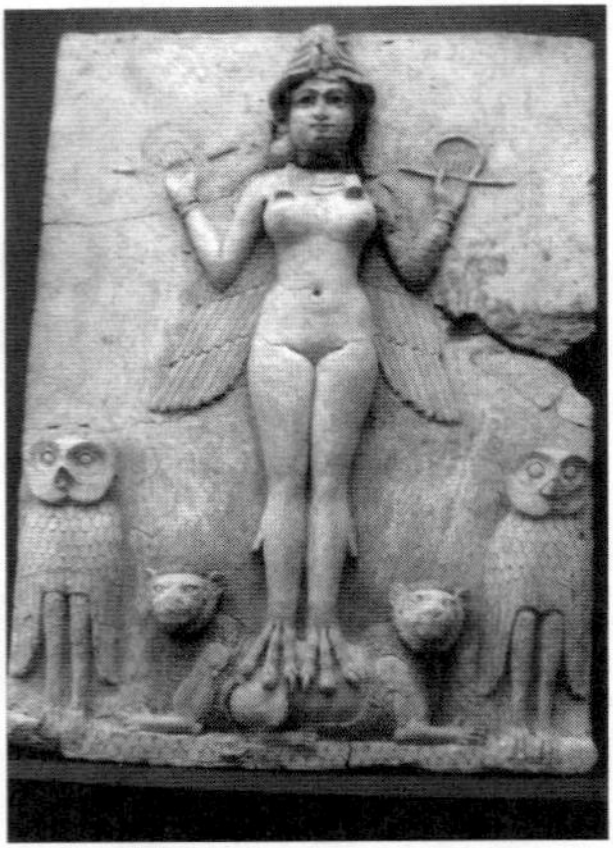

古バビロニア時代にリリトという名のデーモンがいたという。獣やフクロウを支配し、翼と鳥の足をもった姿をしているが、恐ろしい感じはしない。この像はメソポタミアの女神イシュタルだという説もある。若々しく凛々しい彼女の姿を見ると、そうかもしれないと思う。ユダヤの古い伝承によると、あの人間の祖先アダムの妻はイヴではなく、リリトだったという。イヴはアダムの後妻なんだそうだ。リリトはアダムの性的な要求に反発して、アダムを捨てたという。このことはキリスト教にとって都合の悪いことだったから、リリトは不服従の罪で、子ども殺しの恐ろしい魔女にされたと言われている。そこで、聖書編纂の際に、リリトの存在は注意深く省かれたはずなのだが、1カ所だけ(旧約聖書「イザヤ書」34章14節)、荒れ野にすむ魔的な女としてその名が残されてしまった。だが、現代になって、アメリカのユダヤ人女性たちが、男性に屈服しなかった最初の女性としてリリトの名誉回復を図っている。リリトのキャリアは複雑である。紀元前1800年から1750年頃に作られたテラコッタ(大英博物館所蔵)

なら、ロバになるのはあまりいただけないが、たまにはフクロウになるのも悪くはないか。

ウイキョウやシナモンが呪いを解く植物に選ばれた理由は、やはり香りのせいだろう。香りの強い薬草はたいてい魔女の薬草となっているからである。

［モーリュ］

呪いを解く薬があればそれはそれでもいいが、何より呪いにかからないようにするのが一番。そんな薬草が登場するのが、古代ギリシャの伝説的詩人ホメロスの作とされる英雄叙事詩『オデュッセイア』（紀元前8世紀頃）である。

ギリシャの武将オデュッセウスは、トロイアを陥落させたあと帰国の途につくが、数々の苦難に遭う。あるとき、彼の部下たちがアイアイエー島にすむ恐ろしい魔法を使う女キルケによって豚にされてしまうということがあった。

キルケはオデュッセウスの部下たちに「小麦粉と黄色い蜂蜜とを混ぜた粉チーズ入りのワイン」を飲ませ、「魅惑の汁が入った料理」を食べさせる。そのあと、キルケは魔法の杖で彼らを打ち、豚に変えた。部下たちが豚になったのが、料理のせいなのか、魔法の杖のせいなのか、両方とも必要だったのかはわからない。

オデュッセウスは部下たちを捜しに行く途中、ヘルメス神に出会う。ヘルメスはギリシャ神話に出てくるオリンポスの神々の一人で、商業や旅人の守り神である。彼は地面から魔除けの草を引き抜いてオデュッセウスに与える。オデュッセウスはこの薬草のおかげでキルケの魔術から身を守ることができ、部下を助けることができた。

この薬草はモーリュと呼ばれ、「根が黒く、花は乳のように白い」と書かれている。実際にどんな薬草なのか、これまで多くの学者が調べてきた。

モーリュを掘るのは人間には難しいとも書かれているので、マンドラゴラだろうという説があるが、マンドラゴラの花は白くないので納得できない。

あるいは、古代から魔除けとして知られていたアリウムモリー（*Allium moly*）ではないかと推測する学者もいる。これは和名でキバナノギョウジャニンニクのことである。アリウムというのはニラ、タマネギ、ニンニク、ネギなどを指すユリ科ネギ属の総称で、そのほとんどが強い臭いを発する。ニンニクなら古代から魔除けとして使われてきたし、たしかに花は白い。しかし、キバナノギョウジャニンニクは花が黄色で根も白いので、これも頷けない。

テオフラストスによれば、名前が似ていてややこしいが、丸みをおびた根で、タマネギみたいなモリュという薬草がホメロスのモーリュに似ているけれども、これは掘るのが難しくないので、モリュはモーリュではないと言っている。

最も有力な説はクリスマスローズである。これはたしかに根が黒く、乳のように白い美しい花を咲かせる。しかも、1世紀後半にローマで活躍した植物学者ディオスコリデスは、クリスマスローズを掘るときは「鷲に見つかって殺されないように、すばやく掘らねばならない。その際、害を受けないよう、ニンニクを食べ、ワインを飲むようにする」と言っているので、花の姿といい掘り方の注意といい、最も確実性が高いように思えるが、まだどれとも断定されていないようだ。架空の草の可能性も大きい。

キルケの館に着いたオデュッセウスは部下と同じ飲み物をふるまわれ、杖で打たれる。ところが彼は豚に変わらないばかりか、剣を振りかざしてキルケに襲いかかる。彼女は降参し、オデュッセウスの部下たちを元の人間に戻すことになる。

オデュッセウスはたしかにモーリュのおかげで呪いにかからなかった。しかし、この魔除け草の力はそこまでだった。というのは、彼はこのあとキルケといい仲になり、飲み物をふるまわれて、すっかり故郷を忘れ、1年間も彼女の館に留まり、楽しい時を過ごすことになったのである。彼が飲まされた飲み物はきっと媚薬だったのだろう。

［魔法の杖］

いくら「魔女の薬草」とはいえ、薬草だけでは頼りない。すべてを一挙に解決してくれる魔法の杖のようなものがあればいいのにと、人の願望は果てがない。魔法の杖に憧れる人のなんと多いことか。

近年稀な大ベストセラーとなった『ハリー・ポッター』（J・K・ローリング）は、子どもだけでなく大人をも熱中させた。どのページを読んでも魔法だらけ、魔法に憧れる人にはたまらない。ホグワーツ魔法魔術学校に入学するための学用品リストをワクワクして眺める人も多い。主人公のハリーはそれらをダイアゴン通りの「オリバンダーの店」で買いそろえる。

ハリーはいちばん欲しかった魔法の杖を買うことができた。この店で売っている魔法の杖は二つと同じものはない。杖は強力な魔力をもったものを芯にして、ヤナギ、マホガニー、イチイ、ブナなどで作られている。店主は「杖が魔法使いを選ぶのですよ」と言う。つまり、強力な魔法の杖を欲しくても、分に合ったものしか手に入らないということだ。弱い魔法使いは悲しい。

ハリーはセイヨウヒイラギと不死鳥の羽根でできた28センチのしなやかな杖を得て、店主から「あなたはきっと凄いことをするにちがいない」と言われる。ハリーは杖に選ばれたのである。

ハリーが生まれる3000年以上前、強力な魔法の杖に選ばれた人がいた。古代イスラエル民族の指導者モーゼの兄アロンである。旧約聖書の「出エジプト記」によれば、イスラエル人がエジプトの地を出ようとしたが、ファラオは同意しなかった。そこで、エホバの神はモーゼを通してアロンに魔法の杖を与え、ファラオと戦わせた。ファラオ側も呪術師を呼び寄せ、アロンに対抗させた。

こうしてすさまじい魔法合戦が始まる。アロンの杖は次々と恐ろしい技を披露する。杖を投げるとそれは蛇に変じ、杖でナイル川の水を打つと魚は死に、水は臭くて飲めなくなり、血に変わる。さらに、カエル、ブヨ、アブ、イナゴの大群、そし

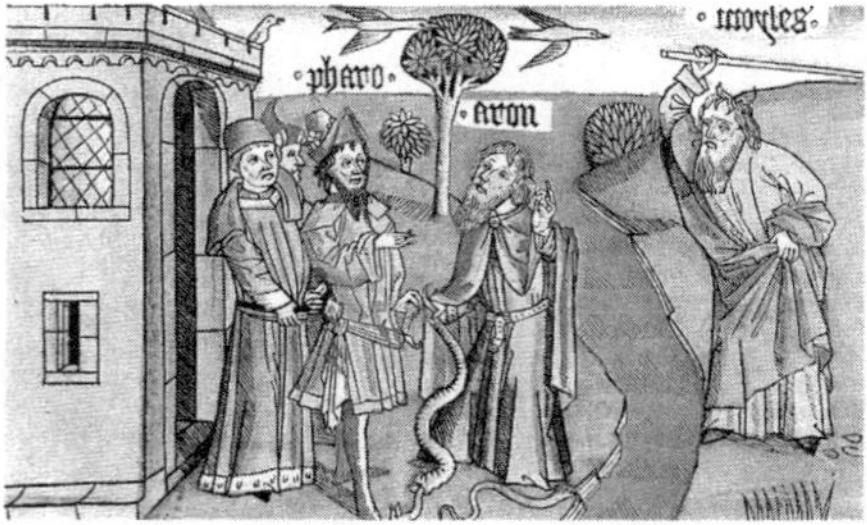

アロンの杖
「アロンが自分の杖をパロ（ファラオ）とその家臣たちの前に投げたとき、それは蛇になった」（「出エジプト記」7章10節）

て膿《うみ》の出る腫《は》れ物、雹、疫病、闇をも作りだす。それでもファラオはかたくなに同意しなかった。この魔法合戦は「出エジプト記」の中でも圧巻である。

こんなにも凄まじい魔力のある杖は何からできているのだろう。「出エジプト記」によれば、このアロンの杖はバラ科のアーモンドの木からできていて、杖になってもなお花を咲かせたという。アーモンドの枝を水に挿して暖かい場所に置いておくと開花するそうだから、アロンの杖から花が咲いたというのはそれほどの魔力とは言えないだろう。

それにしても、次々と魔法の力を見せたアロンの魔法の杖だが、これを用いても結局はファラオを同意させることはできなかった。最後に彼を屈伏させたのは、エホバの神自身だった。神は自分が杖そのものであるかのようにエジプトの民を打ち砕くのである。神がいかに優れた魔法使いであるかがわかる。

アロンの杖の魔力は神からの贈り物だったと考えたほうがいい。『ハリー・ポッター』式に言えば、「この杖の芯には神がいる」のである。

ドイツ語で「アーロンシュタープ」というサトイモ科の植物（*Arum maculatum*）がある。球根と葉にはシュウ酸カルシウムの結晶が針状になって含まれているので、口に入ると強い痛みをともなうという。

アーロンシュタープ、つまりアロンの杖（シュタープ）は、英語でジャック・イン・ザ・プルピット（説教壇の中のジャ

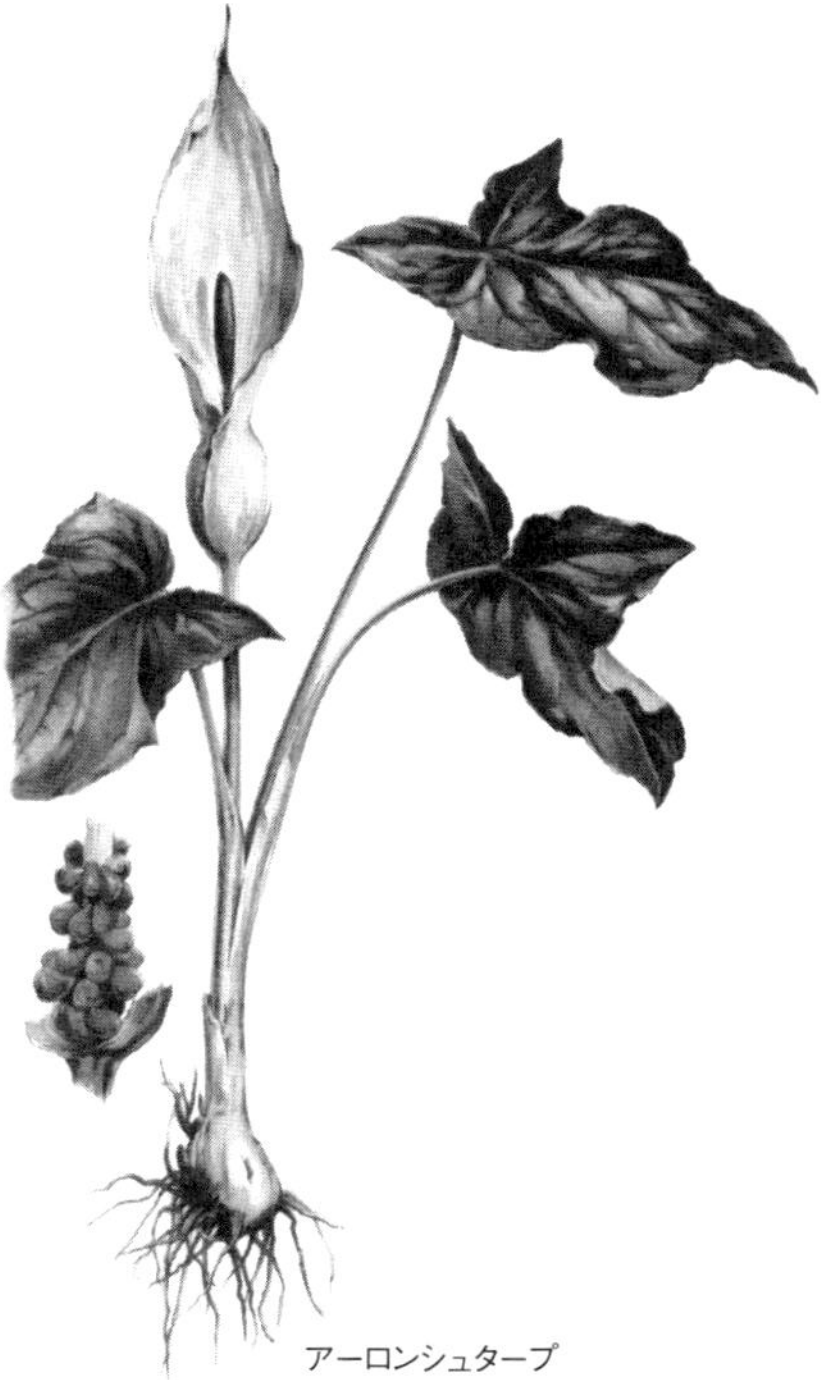

アーロンシュタープ

ック）という。仏像の背後を飾る光背のような仏炎苞の様子が説教壇のように見える。では何が杖かというと、この仏炎苞の中に肉穂花序というこん棒のようなものが突き出ていて、そのまわりにトウモロコシそっくりの真っ赤な小さな実がつく。

この赤い小さな実をつけた棒がまるで魔法使いの杖のように見えるのである。これを振りかざせば、魔法も使えるのではと思わせる。

2 媚薬

いつの時代でも恋の悩みはある。憧れをいだいて遠くから恋する人を見つめるだけで満足したり、花びらで恋占いをして一喜一憂して終わる人もいる。しかし、それだけではおさまらない激しい恋情にとりつかれた人もいる。好きになったらなんとかして自分のものにしたい、好きになってほしいと切に願う。恋に狂い、嫉妬に身悶えし、そのあげく、恋敵の命を奪うにいたるケースもある。恋する人の悲しいさがである。

そんなとき、「ほら、惚れ薬だよ、これさえあればどんな人でもおまえのほうを振り向かせられるよ」とささやかれたら、心が動く。

媚薬作りは魔女の得意なレパートリーだったが、具体的なレシピは残っていない。秘中の秘だったのかもしれない。媚薬として伝えられている薬草はほとんどが香りの強いものである。むせかえるような甘い香りはいかにも官能を刺激し、媚薬の主役であったろうと推測される。

強烈な甘い香りによって媚薬の女王の地位を確保しているのがバラである。古代ギリシャ人は婚礼の日にバラとスミレを部屋に撒いたそうだ。エジプトの女王クレオパトラもバラを好み、ベッドをバラで覆っていたという。彼女は世界三大美人の一人と言われているくらいだから、きっと美しかったのだろうが、ローマの偉大な二人の将軍カエサルとアントニウスを惑わせたのは、彼女の身体にしみついたバラの香りだったのかもしれない。

ある薬草が本当に媚薬の効果をもっているのかどうかは科学的に証明できない。現代では香りの研究も進んでいるようだが、果たして香りにどれだけの効果があるのだろう。

古来から媚薬効果があるといわれて使われてきた薬草にはそれなりの理由がある

のかもしれないが、ある香りがすべての人に有効かどうかはわからない。香りは主観的な要素が大きい。人間の嗅覚も千差万別である。

実際に効果があるかどうかわからないし、薬草の名前もはっきりしているわけではないが、それでも媚薬や若返りの薬は重要な脇役として文学の世界に繰り返し登場する。

[相思相愛の薬・トリスタンとイゾルデ]

媚薬にまつわる話は多い。たとえば、「トリスタンとイゾルデ」もその一つである。コーンウォールの騎士トリスタンとアイルランドの王女イゾルデの悲恋物語は、ワーグナーのオペラ（1865年初演）や中世ドイツの詩人ゴットフリート・フォン・シュトラースブルクの『トリスタントとイゾルデ』（1205年）でよく知られている。そこでは媚薬が重要な役目を果たしている。

ゴットフリートの物語によれば、トリスタンは叔父マルケ王の結婚相手であるイゾルデを迎えにアイルランドに行き、船で連れ帰ることになった。その船の中で、イゾルデはトリスタンと顔を合わせようともしないし、一言も口をきかない。彼女は、かつて自分の叔父がトリスタンに殺されたことを知っていて、トリスタンを憎んでいたからだ。

イゾルデの母は、娘と年老いたマルケ王との結婚がうまくいくよう、イゾルデの側近ブランゲーネに飲み物を託す。この飲み物は、一緒に飲めばたちまち互いに恋をし、ひとときとて離れられなくなるという媚薬中の媚薬である。

ところが手違いによって、トリスタンとイゾルデがこの飲み物を一緒に飲んでしまったのだ。効果はたちまち表れ、二人はもはや離れられなくなる。その後、二人

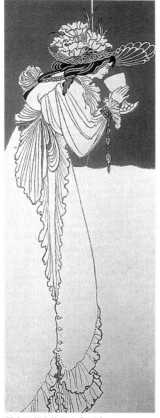

運命の薬を飲むイゾルデ
ビアズリー画『ステュディオ誌』1895年10月号付録「イゾルデ」

は、トリスタンにとっては叔父、イゾルデにとっては夫であるマルケ王を騙し続ける。

イゾルデの母は、あらゆる薬草についての知識があり、医術にたけた女性だと紹介されている。残念ながら、彼女が作った媚薬の中身についてはわからない。それを飲んだ二人はワインだと信じていたようなので、ベースはぶどう酒だったのだろう。

二人の愛はこんなふうに表現される。「わたしたちは一つ体、一つ命……わたしはあなたのもの、あなたはわたしのものであり、二人はただ一人のトリスタンとただ一人のイゾルデ」と。こんなにも激しい愛を作りだすからには、イゾルデの母親が作った媚薬は最高級品だったにちがいない。ところが、なんと、この愛の媚薬の効果にも有効期限があるそうな。

トリスタンとイゾルデの話はもともとケルト人によって語られてきたもので、ゴットフリートの物語はフランスの作家トマの『トリスタン物語』を下敷きにしたものである。同じフランス人の作家ベルールも「トリスタンとイゾルデ」の物語を書いているが、彼の話では、二人の恋人はブランゲーネから媚薬のことを聞かされ、媚薬の効果は3年で消えるということを知っていた。ところが3年目になっても二人の愛は消えることなく、悲劇へと突き進んでいく。究極の愛は有効期限も関係ない。

ドニゼッティの喜歌劇『愛の妙薬』（1832年）にも媚薬が登場する。恋する若者がイカサマ薬売りに「トリスタンとイゾルデの媚薬」があれば欲しいと頼むことから話は始まる。イカサマだからもちろんある。

トリスタンとイゾルデの媚薬なら効き目は抜群だと信じる男とその心理をうまく利用する商売人。いつの時代にもありそうな話である。そうはいっても、恋する男女にとって相思相愛を約束してくれる愛の媚薬は欲しいもの、それも有効期限などないものを。

［恋をつなぎとめる薬・ドイツ伝説集］

有効期限のない媚薬なら欲しいが、魔女狩りとからんだ媚薬は御免こうむりたい。グリム兄弟の『ドイツ伝説集』（1816～1818年）にこんな話がある。

1672年、ドイツのエアフルトで実際にあったことだと伝えられている。ある指物師のところに奉公していた女が同じ建物に住む染物屋の職人といい仲になった。ところが男のほうはしばらくすると女に飽きて、新しい奉公先を見つけ、町を出ていってしまった。

女はなんとか男を取り戻したいと思い、精霊降臨祭の日に皆が教会へ出かけたとき、何種類かの薬草を鍋に入れて火にかけた。鍋の中のものが煮えると、たちまち恋人が現れるはずだった。ところが、それとは知らずに教会に行かずに居残っていた下男が、台所にやってきて膠《にかわ》を温めはじめた。するとそのとき、突然、下男の背中に大きなものがドスンと当たった。例の職人が下着一枚で土間に倒れて、のびていた。

職人はすっかり目が覚めると、次のように語った。寝ていると、大きな山羊のような動物がやってきた。職人は、あっというまに角に引っかけられて窓から外へ連れ出され、気がついたらここだったと。そして、こんなことをするのはあの女しかいないとわめいた。

みんなはその女のところへ行って、「おまえを魔女としてお白洲にひったてるぞ」と言った。すると女は、ある老婆から恋人を取り戻す術を教えてもらい、鍋の薬草はその老婆からもらったものだと白状した。話はこれで終わっているので、この女や薬草を与えたという老婆がその後どうなったかはわからない。

ドイツでは、16世紀から17世紀にかけて、魔女狩りの嵐が吹き荒れた。キリスト教に反する異端者の排除で始まった異端審問が、やがて世俗の権力争いに利用され、ついには一般庶民までも巻き込む魔女裁判に変わっていき、犠牲者はあらゆる階層に及んだ。

魔女裁判というと、恐ろしい拷問が思い浮かぶ。エアフルトの女がお白洲にひったてられると聞いてすぐに白状してしまうのは、拷問の恐ろしさをよく知っていたからであろう。

拷問も恐ろしいが、もっと恐ろしいのが密告である。拷問によっ

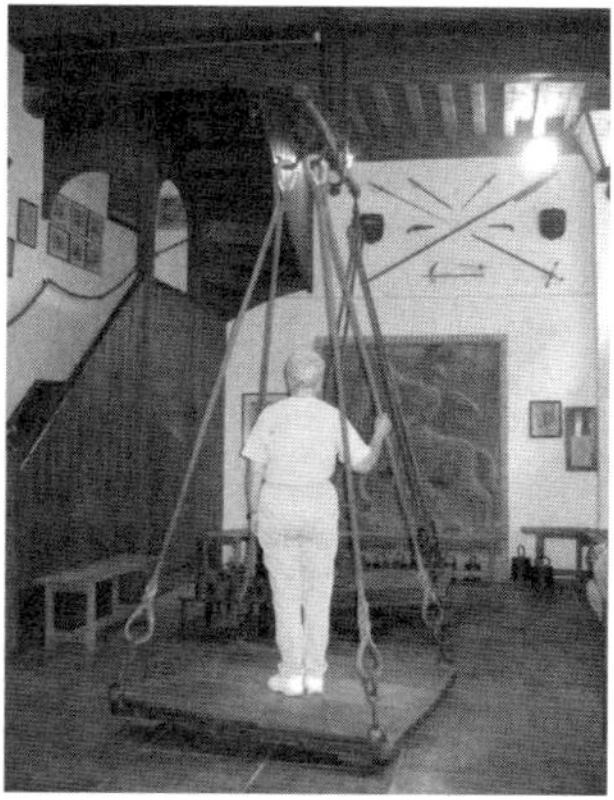

魔女は悪魔に魂を渡したので、軽いはずだといわれていた。それで秤にかけて体重を量る。2.5キロしかない魔女もいたという。これをまともに信じる人などいたのだろうか。しかし、こういう魔女裁判は実際に行われていた。この写真はオランダの魔女裁判で実際に使われた秤。カール5世がこの裁判所は良心的な計量をしているとお墨付きを与えたので、魔女ではないという証明書をもらうために多くの人々がここへやってきた。オーデワーター（オランダ）魔女裁判博物館

て魔女だと自供した者は、誰によって魔女にされたかと問われる。答えなければふ

おぞましい拷問の数々
サミュエル・クラーク著『殉教者列伝』1651年

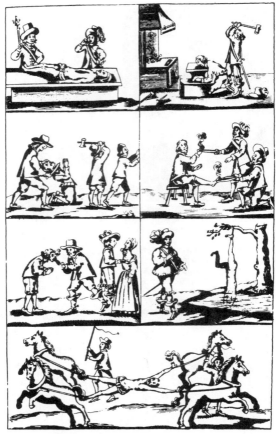

たたび拷問である。知人、友人、誰彼なく、酷い場合には家族の名前を挙げた例さえある。

エアフルトの女が名を挙げた老婆は、実際にこの女に薬草の魔術を教えたのだろうか。あるいは、女の言い逃れだったのだろうか。それはわからない。

誰もがいつ密告されるか疑心暗鬼にさらされ、それなら先制攻撃とばかりに密告に走ることもあった。自己保身とエゴイズムにとりつかれた人々もいたのである。こうして芋づる式に魔女の数が増えていき、ドイツでは約3万から5万、あるいはそれ以上の命が奪われたと推定されている。

[惚れ薬・夏の夜の夢]

恋する人をつなぎとめたいばかりに魔女狩りに巻き込まれてしまった女の悲しい話とは違って、シェイクスピア（1564～1616年）の『夏の夜の夢』に出てくる惚れ薬の話は楽しい。

アセンズ（アテネ）の神オベロンは、自分の思いどおりにならない妻タイタニアをギャフンと言わせるために、悪戯者の妖精パックを使って、森で寝ている彼女の瞼に花のしずくを塗らせる。そのしずくを瞼に塗られた人は、目を覚ましたときに最初に見たものに恋をするという。そのせいで、タイタニアはロバの頭をもった役者ボトムを追いかけまわすことになる。

『夏の夜の夢』の有名な場面である。妖精パックが摘んできた花は、キューピッドの矢が落ちたところに咲いていた小さな花で、矢にあたると真っ白から「唐紅」に変じ、その汁は紫色だという。その名はラブ・イン・アイドルネス。気晴らしの愛という意味か、福田恒存はこれを「浮気草」と訳した。サンシキスミレの別称である。

サンシキスミレは学名をヴィオラ・トリコロール（*Viola tricolor*）という。スミレの種類はとても多い。ヴィオラ・トリコロール系で園芸品種のものを英語でパンジーといい、野生のものをハートシーズという。このハートシーズがパックの摘んできたラブ・イン・アイドルネスである。

ヒルデガルト・フォン・ビンゲンによると、スミレは目のかすみに有効だという。良質のオイルを煮立たせ、そこにスミレを入れて軟膏状にしたものを瞼や目の周辺に塗るといいと言っている。スミレには血行をよくし、免疫系を活発にする働きがあり、花を煎じた液は洗眼剤になるという。

それにしても、寝ているうちに、おかしな薬を塗られて人生が変わることになったら大変だ。媚薬ならともかく、毒薬を盛られたりしたらもっと大変だ。そのために、人は解毒剤を作りだした。

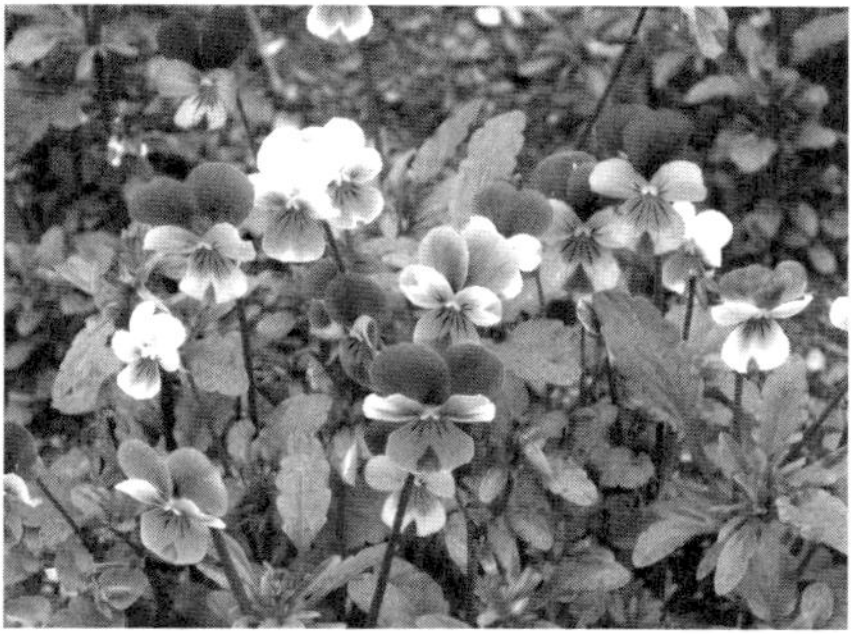
サンシキスミレ

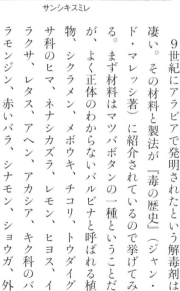

9世紀にアラビアで発明されたという解毒剤は凄い。その材料と製法が『毒の歴史』（ジャン・ド・マレッシ著）に紹介されているので挙げてみる。まず材料はマツバボタンの一種ということだが、よく正体のわからないバルビナと呼ばれる植物、シクラメン、メボウキ、チコリ、トウダイグサ科のヒマ、ネナシカズラ、レモン、ヒヨス、イラクサ、レタス、アヘン、アカシア、キク科のバラモンジン、赤いバラ、シナモン、ショウガ、外観がコケに似た地衣。

これらを時間をかけてすり潰し、ミルクと一緒に発酵させる。そこに泡立てたハチミツを加えて、とろ火で6時間煮る。最後にぶどう酒をかけて、ふたたび煮つめ、ぶどう酒がすっかり蒸発したら出来上がり。冷やして粘土のカメに入れてねかせておく。

これだけ時間をかけて作った解毒剤も、その効果が出るのは6カ月後という悠長なものである。さて、作ってみる気になっただろうか。

[若返りの薬・ファウスト]

うまく媚薬も解毒剤も手に入れたなら、それをじゅうぶん使いこなせるような若さが欲しい。不老でなくてもいい。いっとき若返りができればいいと思う。そうしたら「魔女の厨《くりや》」を探して、魔女に頼んでみることである。

ゲーテのライフワーク『ファウスト』(1831年完成)の主人公ファウスト博士はそうして若さを手に入れた。ただし、魔女の厨に行くには、悪魔のメフィストーフェレスの案内が必要になる。

ファウスト博士は中世のヨーロッパに広まっていた伝説の主人公である。知の世界に絶望した初老の博士ファウストは悪魔に身を売り渡し、この世の享楽に身をまかせ、契約の期限が切れたとき、後悔しながら地獄へおちる。これをもとにゲーテは近代的人間の苦悩をテーマにした『ファウスト』を書き上げた。

魔女に作ってもらった若返りの飲み物を飲むとどうなるか、悪魔のメフィストはこんなふうに言う。

「もうすぐあなたの体の中に愛の神キューピッドが動きだして、あっちこっち跳ねまわるのを心底から感じられますよ」

それで若返ったファウストがどうしたかというと、さっそく若い娘を口説きおとす。若返りの薬といえば体裁はいいが、これは精力をつけたり、フェロモンを強くする強精効果のある飲み物だったにちがいない。

この飲み物を作った魔女は「わたしもときどき

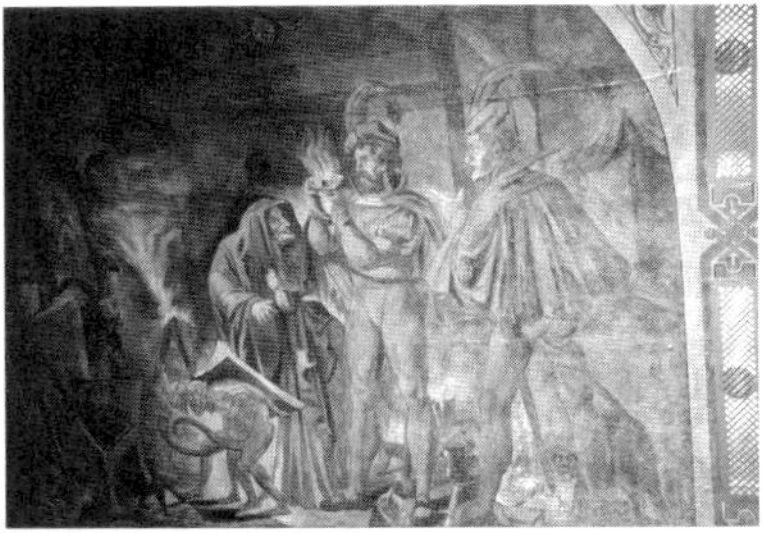

魔女の厨で若返りの飲み物を作ってもらうファウスト。『ファウスト』に登場する酒場アウエルバッハスケラーの壁画（ライプツィヒ）

嘗めていますが、もう少しも臭いことはありません」と言っている。作りはじめは臭かったらしい。どんな材料かわからないが、おそらくセイヨウカノコソウのような臭い薬草も使われたのではないだろうか。

ドイツで「ヘクセンキュッヒェ」（魔女の厨）という名前のレストランをときどき見かける。『ファウスト』にあやかったのだろう。メニューには魔女ランチがあったりする。ドイツ名物のジャガイモやソーセージ、ハムなどのごった盛りである。

また、『ファウスト』の舞台になったライプツィヒには、「魔女のドリンク」(Hexentrunk) を飲ませてくれるレストランがある。飲んでみたが、普通のワインのようだった。

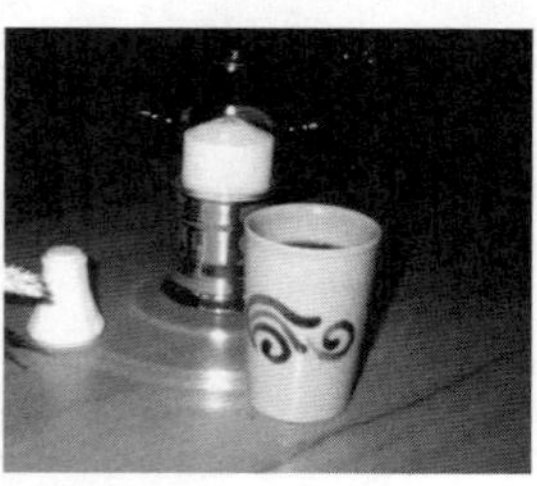
魔女のドリンク
酒場アウエルバッハスケラーで

気分を高揚させ、若々しい気持ちにさせる薬はあるかもしれないが、ファウストのように実際に若返る薬などあるのだろうか。

ファウストのこのシーンを読むと、幼い頃に読んだ日本の絵本を思い出す。おじいさんが山に行ったきり帰ってこないので、おばあさんが捜しに行くと、滝のそばに赤ん坊が転がって泣いていた。この滝の水は若返りの水で、おじいさんは飲みすぎて若くなりすぎてしまったのである。

これは養老の滝伝説のパロディーだと思っていたが、ずいぶんあとになって、狂言（鷺流）の「薬水」に同じ話があるのを知り、それを絵本にしたものだったのかもしれないと思った。それにしても、この話は幼心に強烈な印象を残している。そんなに飲むことはないではないかと。でも、実際に若返りの薬があったとしたら、人は何歳の自分に戻りたいと思うのだろう。

［愛の魔法］

どんな時代や社会でも、人は恋をし、恋の成就を願い、媚薬に憧れる。媚薬は不老長寿の薬と並んで人々の夢だったし、今もそうである。恋する人は、相手の心を自分に向けさせる魔法があればと心から思う。そこで、ちょっと幼い「魔法」かもしれないが、こんな方法はどうだろう。

まずは北ドイツのポンメルン地方に伝わる愛の魔法である。セージの葉を3枚手に入れて、1枚目の葉に「アダムとイヴ」と書く。2枚目の葉に自分の名前を書く。

3枚目の葉に恋する相手の名前を書く。これらの葉を燃やして粉にする。その粉を相手の食べ物に入れる。

セージ（*Salvia officinalis*）はちょっとクセのある香りだが、香辛料として人気が高い。生の葉も最近はスーパーで売っている。生理不順や更年期障害の治療にも効果があるので、女性のための薬草と言える。セージだけで恋がかなう手軽な方法である。

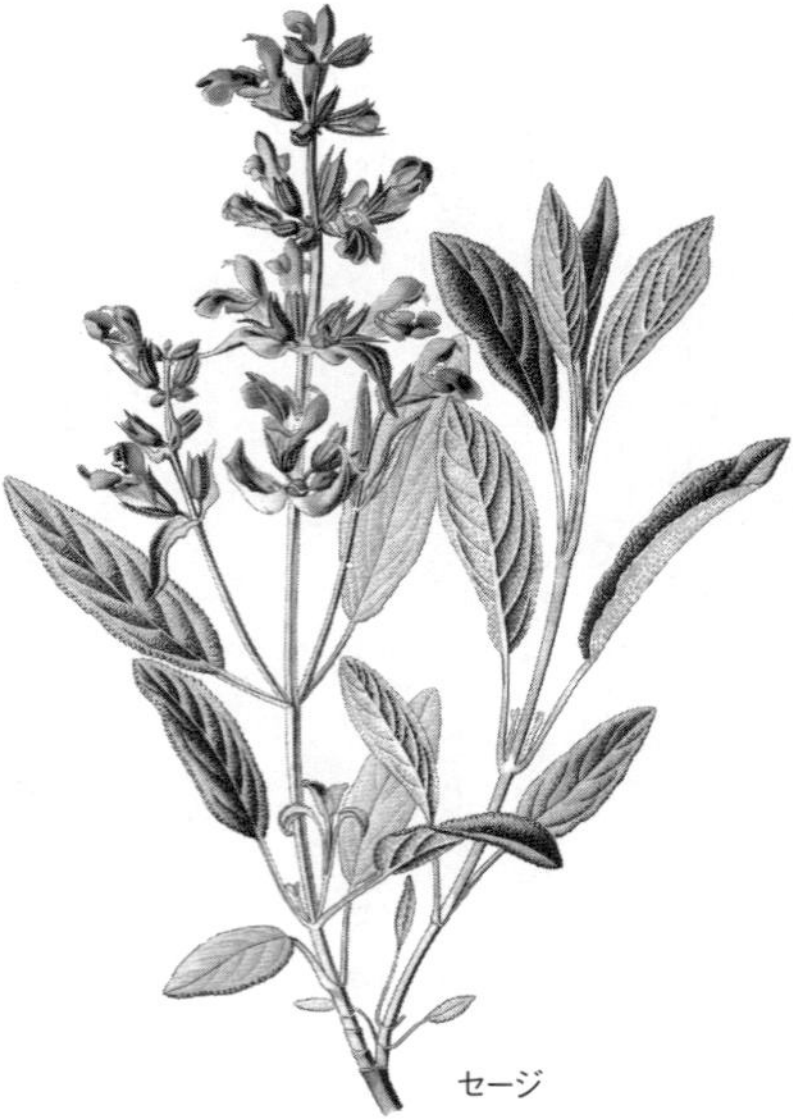
セージ

もう一つも可愛い「愛の飲み物」である。自らを魔女と名乗るテアというドイツ人女性が現代の若い女性に向けて書いた『魔女のレシピ』という本に載っていたものである。

コリアンダーの実7個を乳鉢ですり潰す。その際、「暖かい実、暖かい心、ずっと仲良くしていてね」と3回唱える。それを1リットルの白ワインに入れてよくかき混ぜる。10分したら好きな人に飲ませる、というものである。

コリアンダー(*Coriandrum sativum*)はセリ科の植物で、和名はコエンドロ。ポルトガル語に由来する。タイ料理で知られているパクチーはコリアンダーの葉のことである。強烈で独特な香りがするので、嫌いな人もいるようだ。

このコリアンダーには軽い麻酔作用があり、エジプトでは催淫剤として用いたと言われているので、効き目があるかもしれない。これも材料はコリアンダーだけなので、お手軽だろう。

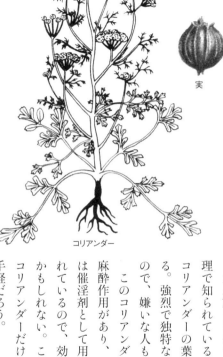

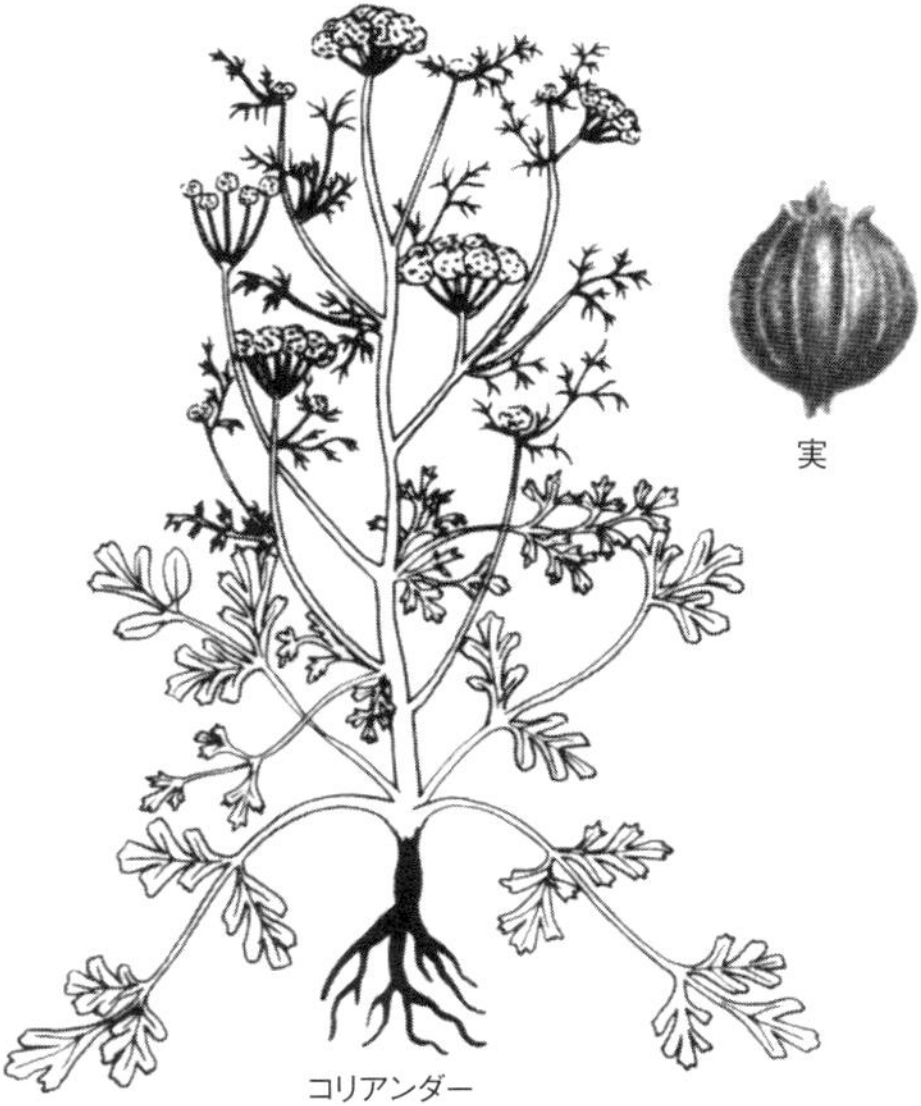

実

コリアンダー

第4章

「賢い女」の薬草

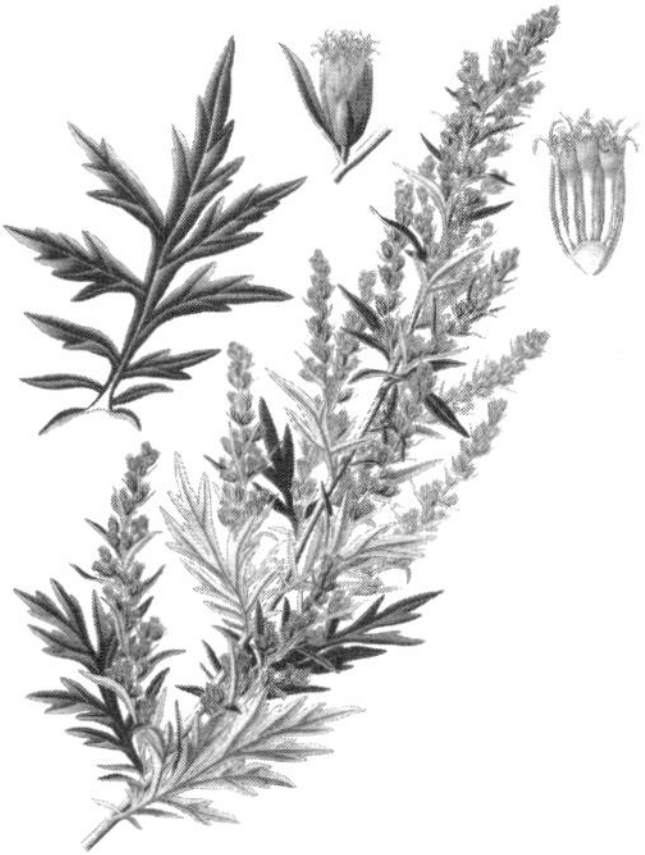

1 「賢い女」と魔女

まだこの世に化学薬品がなかった頃、病気になったり、疫病に取りつかれたり、またはケガをしたとき、人は薬草に頼ってきた。どんな草が何に効くか、どんな草が身体に害をおよぼすか、昔の人はそれをよく知っていた。

人々は自然界に生きる動物たちを身近に観察して、そこから薬草の見分け方や効果を学んだ。傷を治すために、動物がどんな草を体になすりつけたり食べたりしたか、あるいはどんな草を食べたら苦しみ死んでしまったかを、実際に見ることができたろう。ときには我が身をもって試すこともあっただろう。適量なら、有毒な草こそ抜群の治療効果があることも知った。こうして、人は薬草の知識を得、それを後代に伝え残した。

日本でも神代の昔から薬草による治療は行われていた。大黒様として知られている大国主命《オオクニヌシノミコト》と因幡の白ウサギの話を題材にした小学校唱歌は今も歌われているのだろうか。大国主命は丸裸にされて痛くて泣いていた白ウサギに出会い、「がまのほわたにくるまれとよくよくおしえてやりました」ところ、ウサギはめでたく治ったという。出雲神話に出てくる話である。実際は蒲《がま》の穂綿ではなく蒲黄《ほおう》という蒲の花粉だったそうで、これは傷薬として重宝されていたらしい。大国主命は日本における最初の医者だとも言われている。

ヨーロッパでは、紀元前4世紀にテオフラストスが『植物誌』で、紀元1世紀にはプリニウスが『博物誌』で、すでに多くの薬草について考察している。西洋医学の父と言われる古代ギリシャのヒポクラテス、ローマ皇帝ネロの軍医だった植物学者ディオスコリデスも、数多くの薬草について述べている。

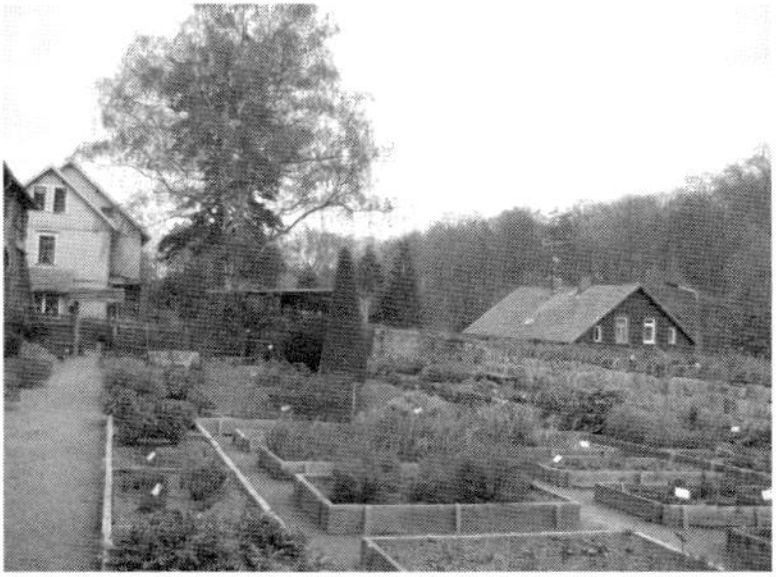
修道院の薬草園
ミヒャエルシュタイン修道院(ドイツのハルツ地方)

また、中世になると、薬草の知識と経験をいかして病気の治療やお産に関わってきた「賢い女」と呼ばれる女性たちが活躍した。薬草はその部位によって効果も違うし、一歩間違えば命取りにもなる恐ろしい成分を含んでいるものがあったから、

「賢い女」は薬草を正しく扱う「薬剤師」として民間人に重宝されていた。

もちろん、薬草は「賢い女」だけのものではない。中世の修道院はどこも大なり小なり薬草園を持っていた。インテリだった修道士たちは古代ギリシャやローマの植物学を勉強し、さまざまな薬を作った。また、遠い異国の布教先で珍しい薬草を手に入れて持ち帰った。こうして、修道院の薬草園には薬効優れた薬草の数が増えていった。

それにしても、修道院で作られる薬は大量生産とはいかなかったろうから、いったいどのくらいの量の薬が作られ、どのくらいの人々に行き渡ったのだろう。しかも、病気の治療とはちがう薬を欲しいと思っている人もいただろう。たとえば、受胎、安産、避妊、堕胎の薬、精力増進剤などである。それらが修道院で入手できたとは思えない。

ではどうしたのだろうか。それを担ったのが民間の「賢い女」だった。スイスのパラケルスス（１４９３～１５４１年）は医薬に金属化合物を用い、伝統的な医学に反抗した医者だったが、その彼でさえ「これまでの薬学は年老いた女たちのおかげである」と言っている。この「年老いた女たち」というのは「賢い女」のことである。

ところが、この「賢い女」も魔女ではないかとにらまれることがあった。伝統と経験だけで作られた民間薬は危なっかしいものと見なされ、加持祈禱のような呪術を用いる治療はキリスト教にとって悪しきものだったからである。薬草に関わる女たちは薬草の効果を最大限に生かすため、決められた日や時刻に森に出かけ、呪文を唱えて薬草摘みをした。彼女たちのこうした行為は呪術の側面が強く、キリスト教はそれを異教の行為として認めなかった。

薬草摘みについてこんな伝説が中部ドイツのハルツ地方に残っている。ある娘が薬草を摘みに森に入っていった。薬草籠がいっぱいになり帰ろうとしたとき、あたりはすっかり暗くなり、月が煌々と照りだした。すると、娘はこのときとばかりいっそう森の奥深くに入っていった。

というのも、娘の母親は、月夜の晩に呪文を唱えながら摘んだ薬草は最も効果があると娘に教えていたのである。娘の母親は最近キリスト教に改宗したばかりで、まだ異教の風習から抜けきれていなかった。

こうして娘が入り込んだ森の奥は実は魔女の棲む領域だった。魔女が姿を現し、娘を追いかけてきた。絶体絶命のその瞬間、娘は新しい神のことを思い出し、「神様」と叫び、十字を切った。すると突然、突風が吹きはじめ、魔女は吹き飛ばされて、絶壁の下の岩に打ちつけられて死んだという。

教会は「賢い女」について、こんなふうに考えていた。

――呪文を唱えながら薬草を摘むなど、とんでもない異教徒の行為である。そん

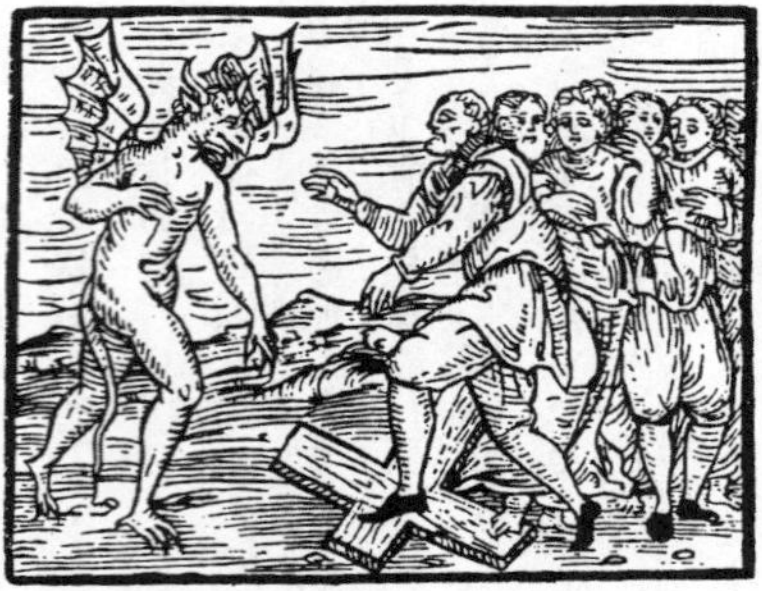

魔女は十字架を踏みつけてキリスト教に敵対する。この絵を見れば、魔女は女性ばかりでないことがわかる。フランシスコ・マリア・グァッゾ著『妖術概論』1626年

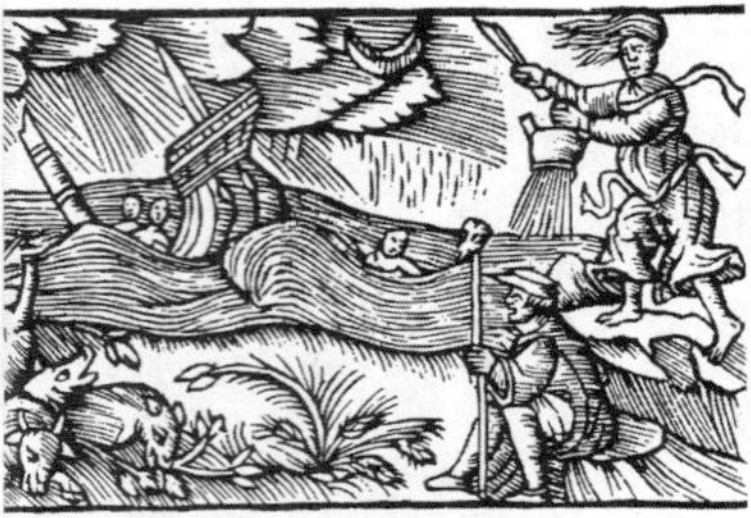

魔女は嵐を呼び、洪水を起こし、家畜を殺し、農作物を枯らす。ここでも魔女は男と女である。クラウス・マグヌス著『北方民族文化史』1555年

なことをするから魔女が姿を現したではないか。娘も魔女も同類だ。魔女は人畜に被害を与える毒薬を作る。疫病を流行らせ、天気を左右し、農作物や家畜に被害を与え、男性を不能にし、女性を不妊にしたり、子どもを死産させたり、魔術を用いて、ありとあらゆる恐ろしいことをしでかす。身体に「空飛ぶ軟膏」を塗って邪悪なサバトへ行く。こうした悪行は悪魔の指導のもとでなされる。魔女は悪魔の情婦

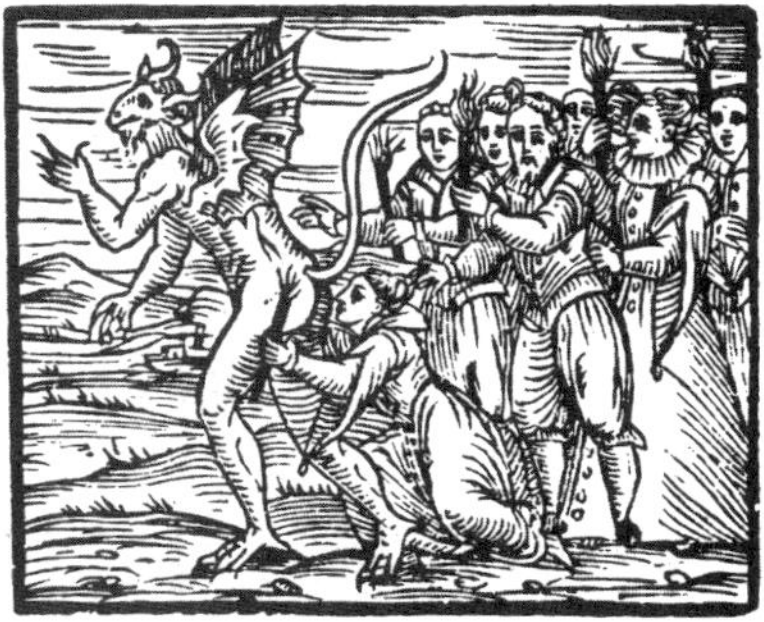

魔女は十字架ではなく悪魔にキスをして忠誠を誓う。
『妖術概論』

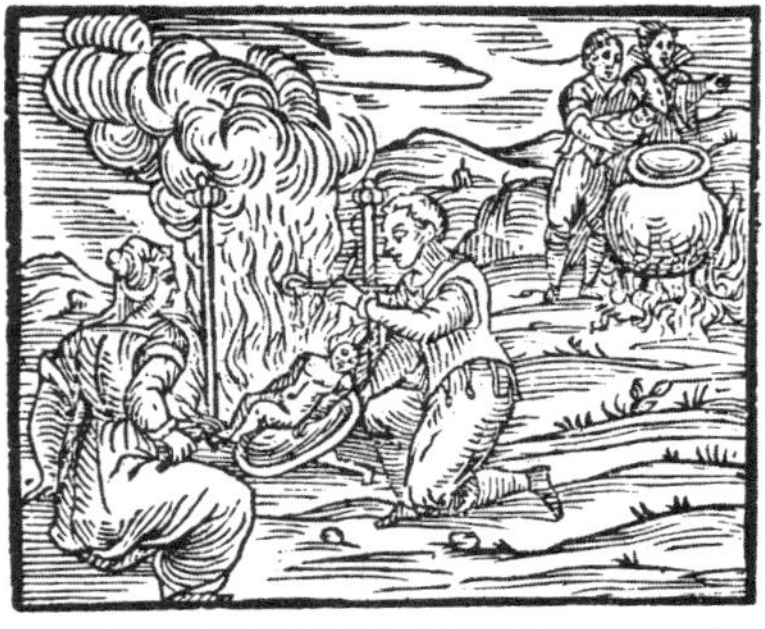

生まれたての赤ん坊を煮て、悪魔に捧げる魔女の産婆。
『妖術概論』

だ――

こうして、16世紀から17世紀にかけて社会全体が魔女狩りに奔走したとき、「賢い女」も反社会的な存在として迫害の対象になるケースがあった。

ドイツの医薬分業は1241年頃に確立している。時の神聖ローマ帝国皇帝フリードリヒ2世は、薬学知識の疑わしい業者が薬を製造し販売していたことを危惧し、処方できるのは医師のみで、調合は薬剤師が薬局で行い販売するようにした。このことによって、医薬品の品質を保証する薬局方が生まれた。

それはたしかに正しい措置であったが、そのことによって、薬剤師の資格をもたない薬草売りの女たちが日陰に追いやられていった。また、医学部の発展によって、産科も男性医師が担うようになり、産婆が排除され始めた。やがて、産婆の職分も法的に規制されていった。

古来の伝統と知識によって生活の知恵を受け継いだ「賢い女」は、古来の伝統と知識を受け継いだばかりに、神に反する邪悪な魔女の仲間とみなされていった。このことは薬草と魔女の関係を見ればよくわかる。ある薬草が魔女のよく使う草として恐れられる一方、それが魔除けの草として重宝されるという相反する役目をになっている。

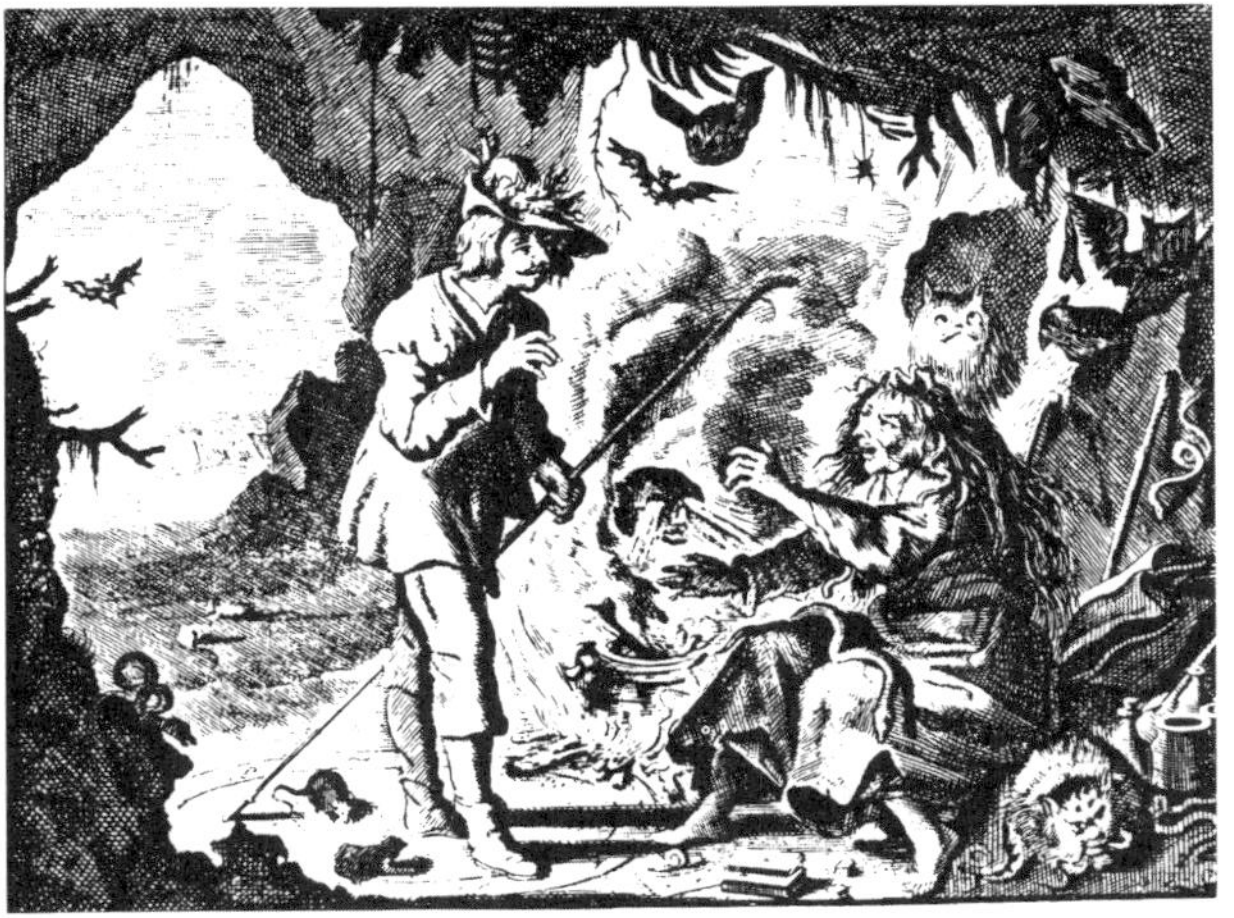

魔女狩りの激しかった時代にも、治療術にたけた「よい魔女」がいると思っている人はいた。そういう人は森の洞窟にすむ「よい魔女」つまり「賢い女」のところに出かけて、助けてもらった

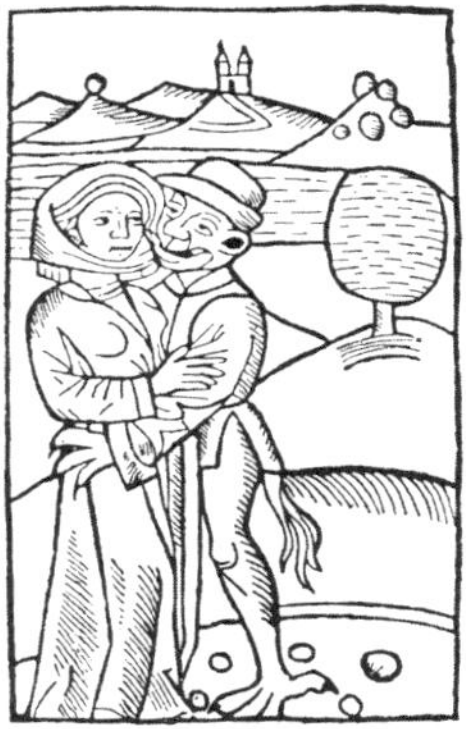

悪魔の情婦
男の足にひづめがあることで、悪魔とわかる。房のような尻尾も見える。ウルリヒ・モリトール著『ラミア』1489年

2　聖母マリアと薬草

呪術と結びついた行為を教会がいかに非難しようと、そうしたものが民間の習慣や行事から消えることはなかった。先祖たちから受け継いできた伝統や風習はそれなりの理由があるはずで、そう簡単に捨てることはできない。それらは、キリスト教が入ってくる以前から、庶民の生活習慣と密接に結びついていたのである。

病気治療はもとより、自分や家族、そして家畜の身を恐ろしい疫病や魔物から護るために、人々は薬草を護符として身につけ、魔除けとして戸口や家畜小屋に飾った。また、草花を使って恋占いもした。

特に農耕と結びついた昔からの民間行事を強引に捨てさせることは教会にもできなかった。そこで、教会はそれらを教会暦やキリスト教の行事に取り入れることにした。

昔、薬草を集める人々はまず山に登って、おごそかに礼拝の儀式を行ったという。これを薬草清めの日といい、大切な行事だった。この異教の風習は、キリスト教社会になっても生き残り、聖母マリアと結びついていった。

聖書にはマリアの生涯についてほとんど書かれていない。聖書外典の『ヤコブ原福音書』（12～13世紀）や聖者伝説集『黄金伝説』（13世紀）がマリアの誕生から死に至るまでを詳細に伝えている。それによれば、マリアの誕生日は9月8日、被昇天したのが8月15日だそうな。

自ら昇天したキリストとは違い、マリアは亡くなったあとに神によって昇天させてもらったので、被昇天という。順序が逆なのだが、このマリアの被昇天の日から誕生日までの約1カ月間を「聖母マリアの30日」といい、この期間にはマリアの祭壇に薬草の束が供えられる。

薬草の束は、9種類、15種類、77種類、99

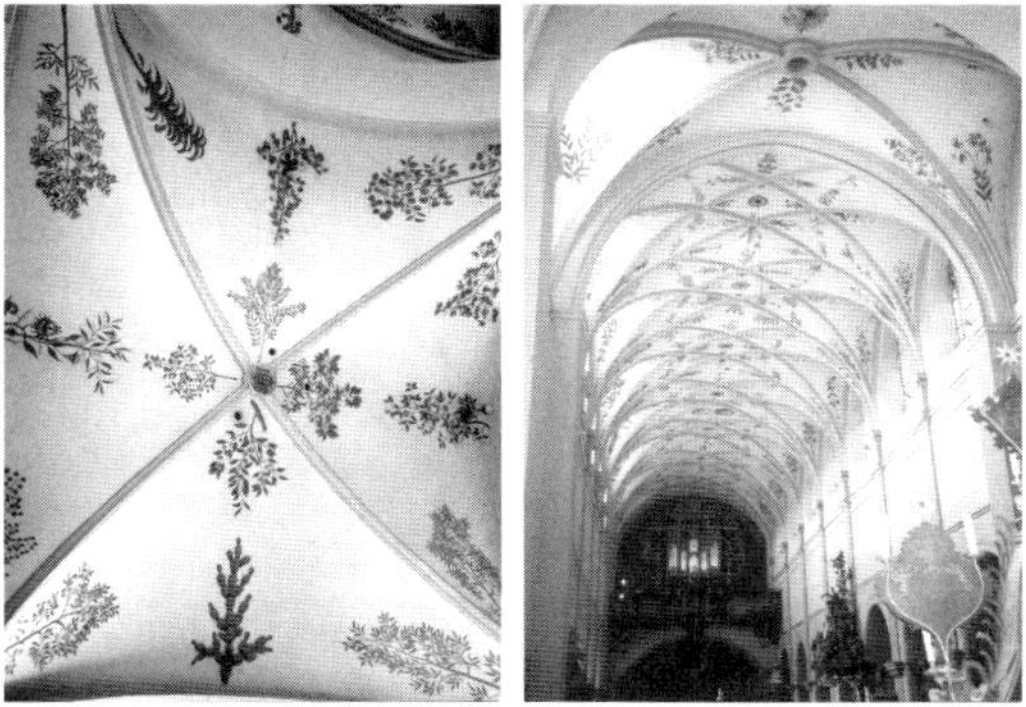

聖ミヒャエル教会（バンベルグ）の天井に描かれた薬草

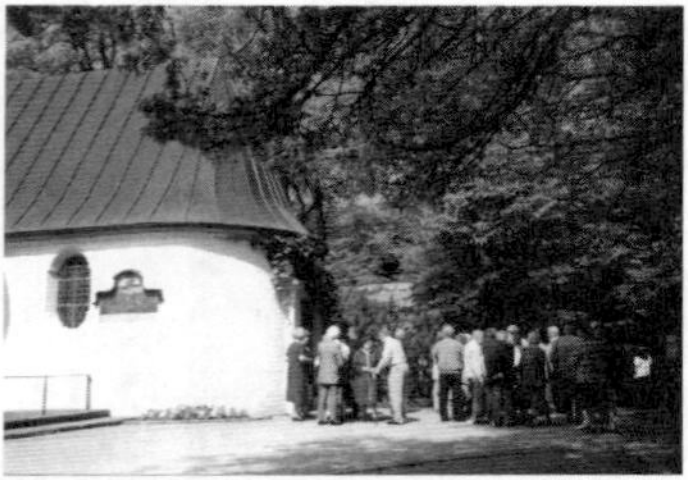

マリア礼拝堂の前で礼拝を待つ人々。ミュンヘン郊外プラネッグのマリアアイヒ

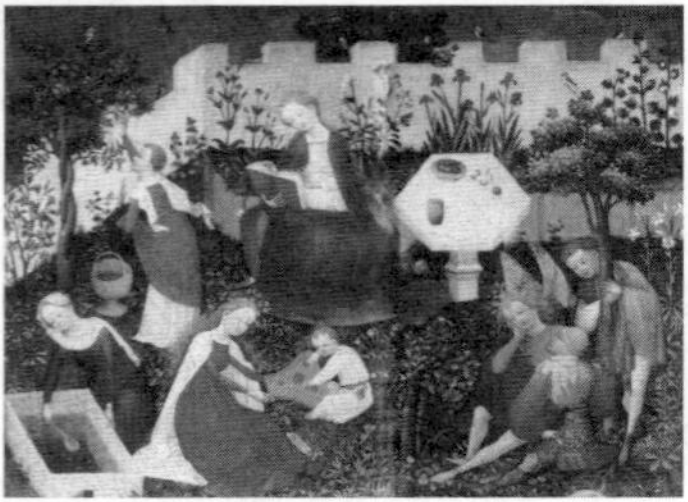

花咲く園で憩うマリア
オーバーラインの画家ロアケ1410年。
シュテーデル博物館所蔵（フランクフルト）

種類の薬草から作られる。今もこの時期に教会を訪れると、聖母マリアの祭壇にいろいろな薬草の束が捧げられているのを見ることができる。バンベルク（南ドイツ）にある聖ミヒャエル教会の天井には約６００種の花と薬草が描かれている。これは「天国の庭」と呼ばれているが、これを見ると教会も薬草をいかに大切なものと見なしていたかがよくわかる。

マリア信仰の強いカトリックの州の一部では8月15日は祝日になる。カトリック地域におけるマリア信仰の篤さには凄いものがある。マリア礼拝堂をめぐる巡礼のガイドブックやツアーもある。そのようなマリア礼拝堂をいくつか訪れたことがあるが、びっくりしたのは、信者の半分は男性だったことである。聖母マリアは女性だから女の信者が多いのだろうとなんとなく思っていたのはまったく私の無知だった。
たくさんの男性が熱烈に「アベ・マリア、アベ・マリア」と唱えながらロザリオ

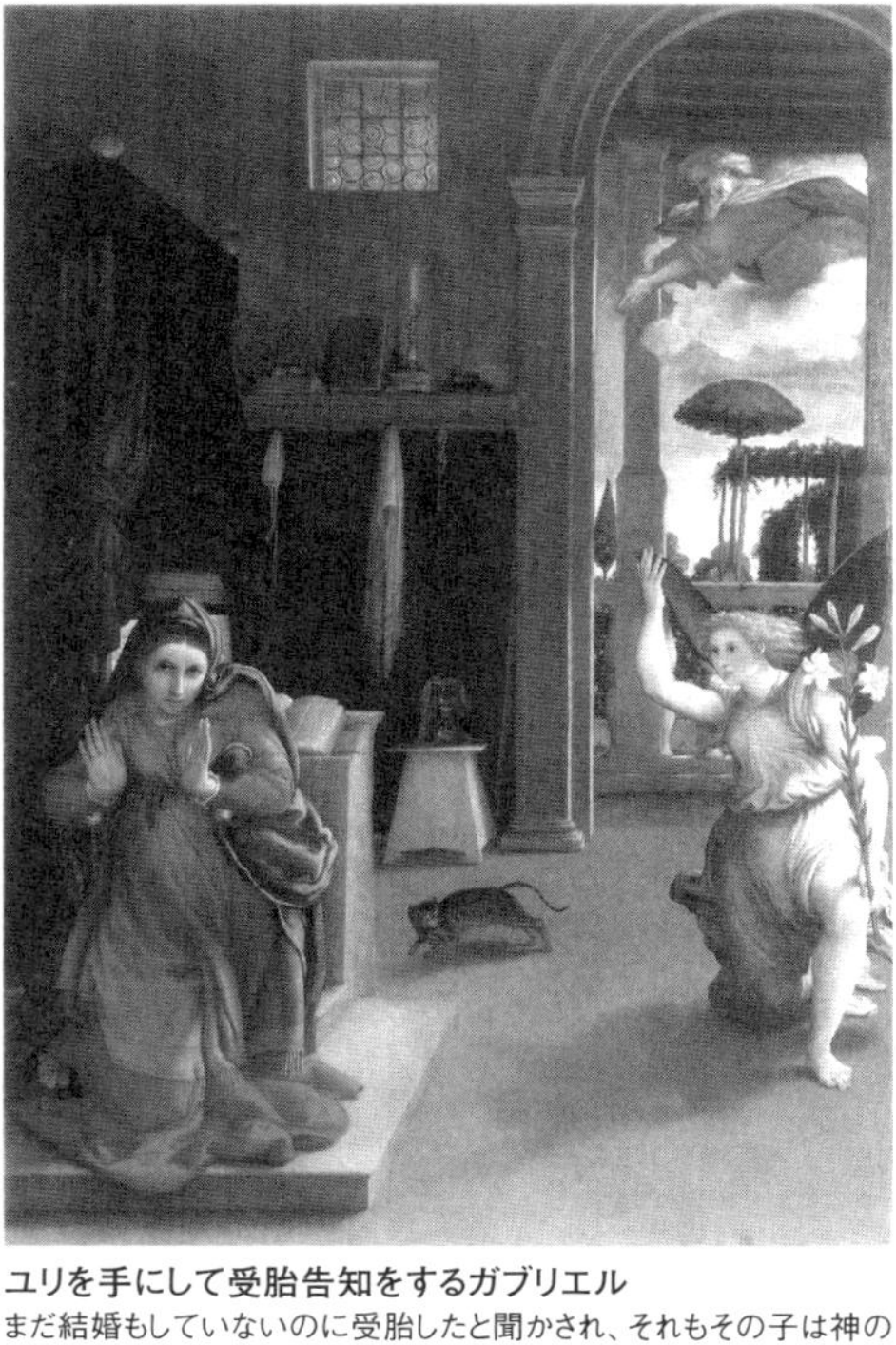

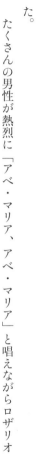

ユリを手にして受胎告知をするガブリエル
まだ結婚もしていないのに受胎したと聞かされ、それもその子は神の子だと告げられたら、その驚きはどんなだったろう。聖書によれば、そのときマリアは「あなたのおことばどおりこの身になりますように」と言い、このお告げを静かに受け入れる。これに基づいてか、受胎告知の絵では、マリアの顔は厳粛ながらも穏やかに描かれているものが多い。そんななかで、ロットの描くマリアの驚愕した表情は、「えっ! どうして? なんで? そんなこと言われても」と言っているようで、いかにも人間的だ。両手のしぐさも感情をよく表している。天使を見ながら逃げる猫の表情も面白い。ロレンツォ・ロット画「受胎告知」1527年頃

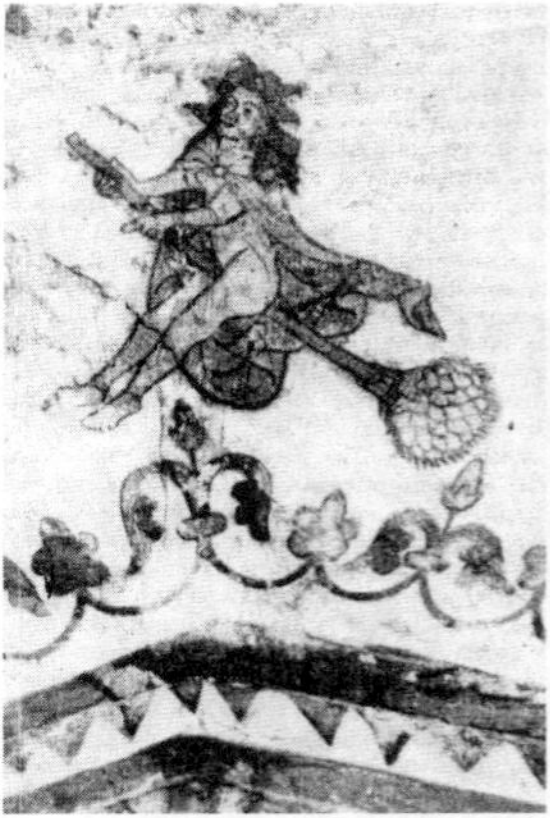

この絵は北欧神話の女神フリッガではないかと言われている。先に穂のようなものをつけた杖に乗って空を飛んでいる。シュレースヴィヒ（北ドイツ）の大聖堂の天井に描かれているものである。異教の女神の絵を消すこともなく今も残しているのが面白い

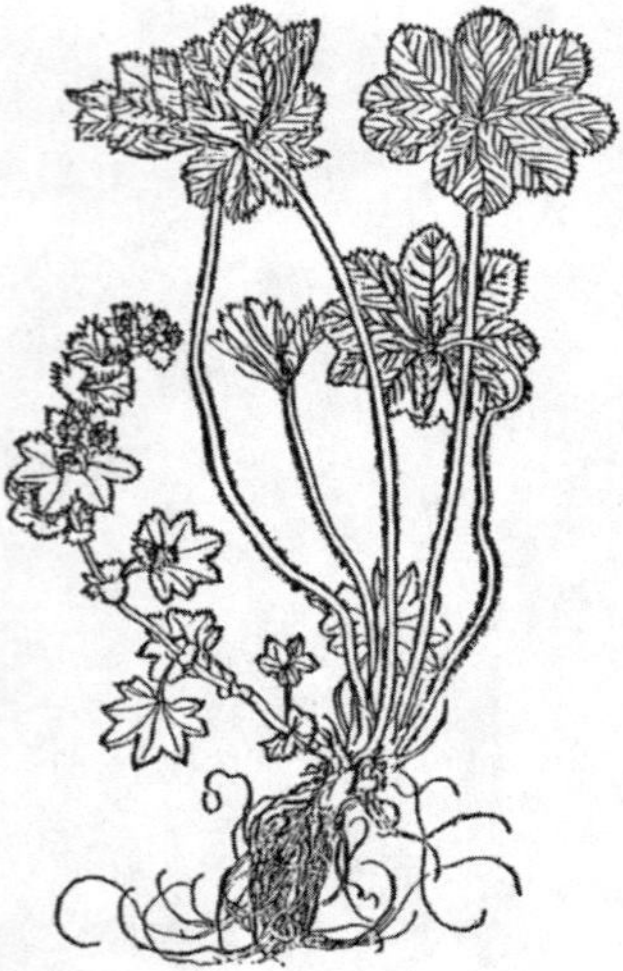

セイヨウハゴロモグサ

をたぐる姿は、信仰心のない私にはやはり驚きだった。だが、思えば、観音様を信仰し、熱心に霊場巡りをする男性はたくさんいる。

観音様と結びつく植物があるかどうかわからないが、マリアは植物と深く結びついている。受胎告知に訪れる聖ガブリエルがユリの花を手に持っている絵はよく目にする。面白いことに、ユリを手にしたガブリエルの姿というのは、イタリア・ルネッサンスの画家たちによって初めて描かれ

たもので、それ以前は何も持っていなかったり、聖杖を持っているのが普通だったという。

また、バラの園に座っているマリアの絵も多い。ヨーロッパの美術館や教会に行けば、マリアとバラやユリを組み合わせた芸術作品はいやというほど見られる。

だが、当時のバラやユリが現代のそれと同じだと同定することはできないらしい。それは聖書訳を比較してみると、よくわかる。旧約聖書の雅歌に「私はシャロンのバラ、谷間のユリ」というよく知られた詩句がある。このバラは英語訳であって、ドイツ語では「シャロンの水仙」、日本では「シャロンのサフラン」とか「シャロンの野花」と訳されている。最近の聖書研究によれば、シャロンのバラはヒヤシンス、谷のユリはスイセンという説が有力なのだそうだ。

画家たちは、聖母マリアの純潔をバラやユリに見立てて、これらの花を取り上げたのだろうが、薬草の世界から見れば、またちがった植物が聖母マリアと結びつく。

たとえば、バラ科のセイヨウハゴロモグサ（*Alchemilla mollis*）がそうである。漢字で羽衣草、ドイツ語で「婦人のマント」（Frauenmantel）、英語でも「婦人のマント」（Lady's Mantle）という。名前の由来はその葉を見れば一目瞭然、マント

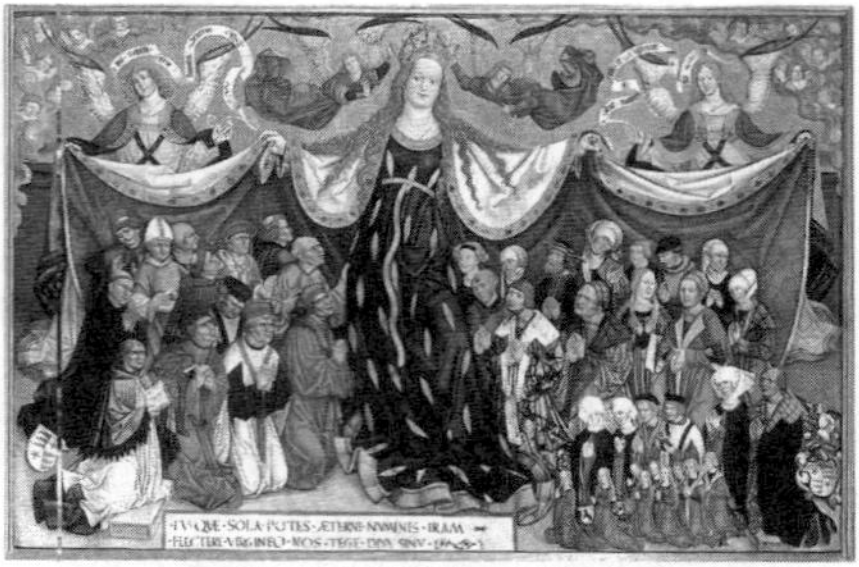

マリアのマントの中にはさまざまな人が描かれている。広げられたマントの縁がハゴロモグサの葉のように見える。1510年頃　聖母教会（ミュンヘン）

を大きく広げた形をしている。縁がギザギザしているので、露が縁にかかり、やがて滴となって葉の中にたまる。なんとも清々しい印象をあたえる。

ハゴロモグサは、産後の回復をうながし、母乳の出をよくし、卵巣機能低下や更年期障害にも効くという、まさに女性のための薬草である。だからレディと言うのかというとそれだけではない。つまり、レディとは聖母マリアのことなのである。

聖母マリアは彼女のマントを大きく広げて、彼女を信仰する人々を庇護してくれるという。受胎告知、被昇天、聖母子、聖家族など聖母マリアの絵や像にはいくつかパターンがあるが、マリアのマントにくるまれて熱心に祈る人々の図柄もその一つである。

ハゴロモグサはもとは北欧神話の女神フレイアに捧げた草だったと言われている。キリスト教導入とともに聖母マリアがこの異教の女神に取って代わったのである。

3　アルテミスとヨモギ

どこにでもよく見られるキク科のヨモギ属（*Artemisia*）はギリシャ・ローマ神話の女神を思い出させる。ヨモギ属の学名アルテミシアがギリシャ神話の女神アルテミス（ローマ神話のディアナ、英語でダイアナ）と関係があるように思われるからだ。

アルテミスは若くて美しい女神である。その姿は、エフェソス（トルコ）のアルテミス神殿にある像でよく知られている。胸は多数の乳房（一説には牛の睾丸とも）で飾られていて異様な感じはするが、その顔は端整で、毅然として立っている姿は美しい。アルテミスは豊穣と多産のシンボルであり、古代アジアの大地母神の流れをくむ女神だった。また、のちに月の女神と見なされるようになり、女性

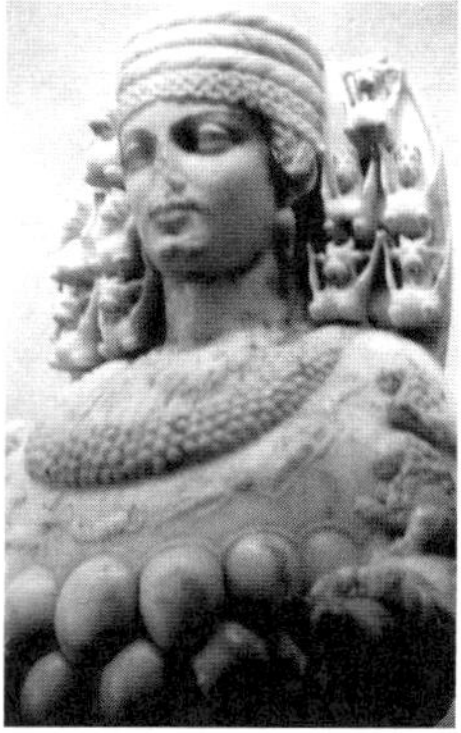
豊穣と多産を約束する大地母神アルテミス。アルテミス寺院（トルコのエフェソス）

の味方に思えるような女神である。

ところが、ギリシャ神話に登場するアルテミスになるとずいぶん様子が違う。彼女は衣の裾をからげ、髪を両肩に長く垂らしていたという。そして、狩りが大好きで、袖無しの短い肌衣を着て、弓矢を持ち、鹿を追いかける。ときにその矢は産褥で苦しむ女性に向けられ、安楽死をもたらすという。

彼女はゼウスの娘で結婚することを拒む処女神である。どういうわけか、彼女には男性を敵と思っているようなところが見うけられる。それもとても執念深く、彼女の怒りをかって殺された男性がたくさんいる。たまたま通りかかって、アルテミスが水浴しているところを見てしまっただけで牡鹿にされ、挙げ句に犬たちにズタ

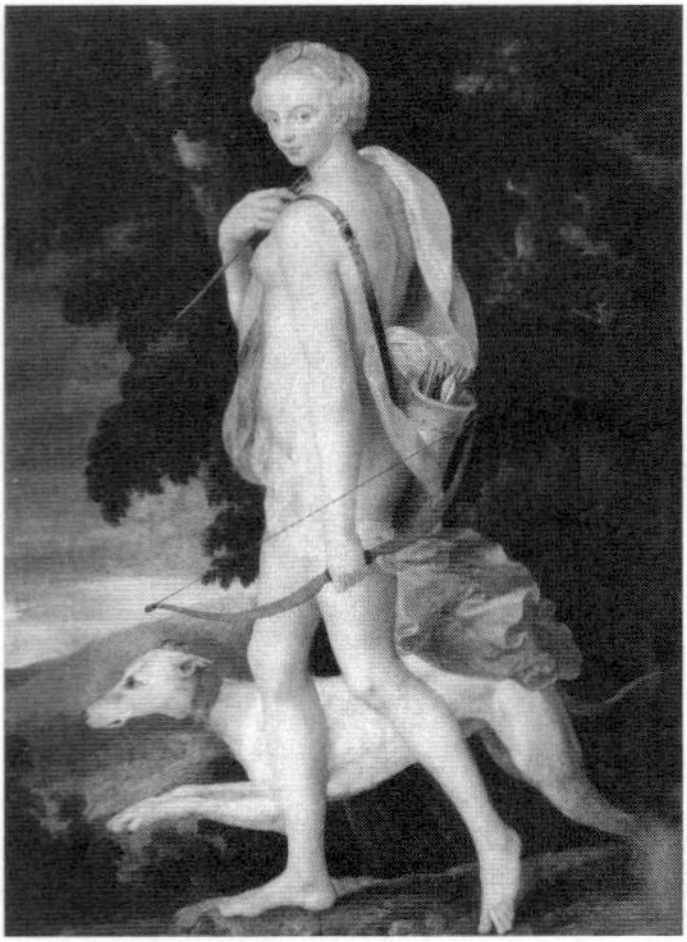

弓矢を持つディアナ
ローマ神話のディアナはギリシャ神話の女神アルテミスと同一視されている。ルカ・ペンニ「狩人のディアナ」1550〜1560年頃

ズタに食いちぎられてしまった男の話は読んでいて共感しえないところがある。かなり恐ろしいこの女神の名前をもった草がヨモギだというのは、だからちょっと解せないと思っていた。ところが、学名のアルテミシアは、紀元前4世紀頃、医術の心得があったペルシャの王妃アルテミスに由来するという説があり、このほうが有力らしいということを知った。いずれにしてもヨモギ属が古代から女性と深い関係にある薬草だったことがわかる。

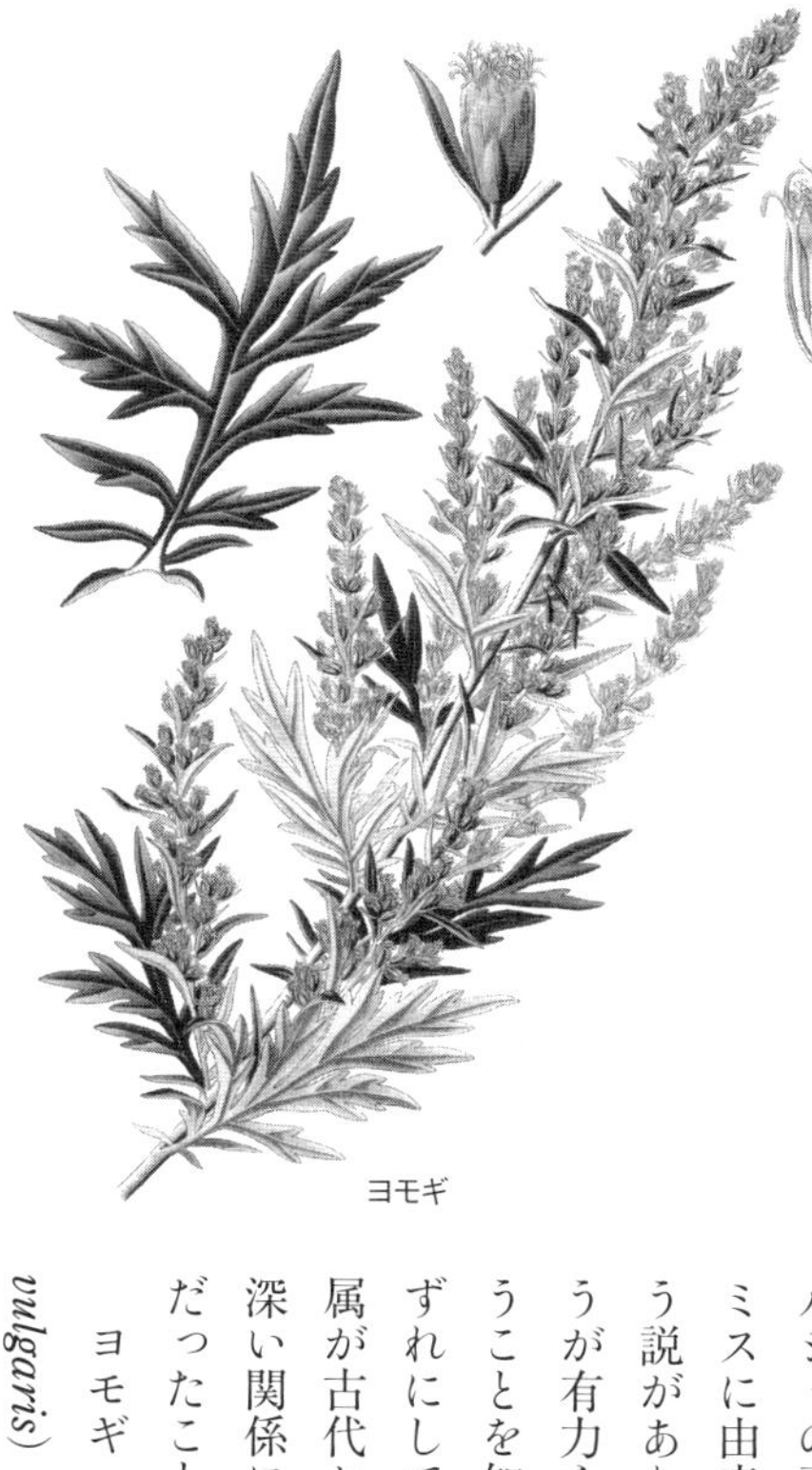
ヨモギ

ヨモギ（*Artemisia vulgaris*）はお産を

軽くし、生理を順調にする。しかし、それは生理を誘発する力に優れているということなので、逆に堕胎剤にもなる。妊娠中の女性はヨモギを控えたほうがいいと薬草学の本には書かれている。

また、ヨモギは足の疲れに効くので、旅人はヨモギを靴に入れて旅をしたという。ヨモギはドイツ語で「足のそばに」(Beifuß) という。足の疲れや冷えを回復するヨモギ浴が最近は盛んに行われている。

ヨモギ属の中でもニガヨモギ (*Artemisia absinthium*) はアニス系の独特な香りがするので、それが邪を払うとして魔除けに使われたり、呪術を使うときに、これを用いて霊を呼ぶとも言われている。味はその名にふさわしくかなり苦いので、ユダヤ人が過越祭の宵にこれを食べて先祖の苦難を偲ぶ苦菜の一つに挙げられている。

昔はアブサン酒の香りづけに使われたが、今は禁止されている。ニガヨモギを使ったアブサン酒を多量に飲んだり継続的に飲んだりすると、ツーヨンという成分によって神経を麻痺させる作用が起こり、危険を伴うということである。

シェイクスピアの『夏の夜の夢』に出てくる「惚れ薬」はスミレの汁だったが、その呪いを解くのは「月の女神ダイアナの花」の汁だと書いてある。シェイクスピア研究家は、この花はヨモギかニガヨモギだろうと推測している。

シェイクスピアが生きていた頃は、それまでの薬効を重視した薬草栽培から、花を愛でる園芸の時代に変わっていた。それを反映してか、シェイクスピアの作品にはなんと600種を超える花の名前が出てくる。ただし、彼にどれだけ薬草の知識があったかはわからないという。ヨモギの成分が婦人病に効くのは科学的に証明されているが、惚れる病を解く力まであるかどうかは知らない。

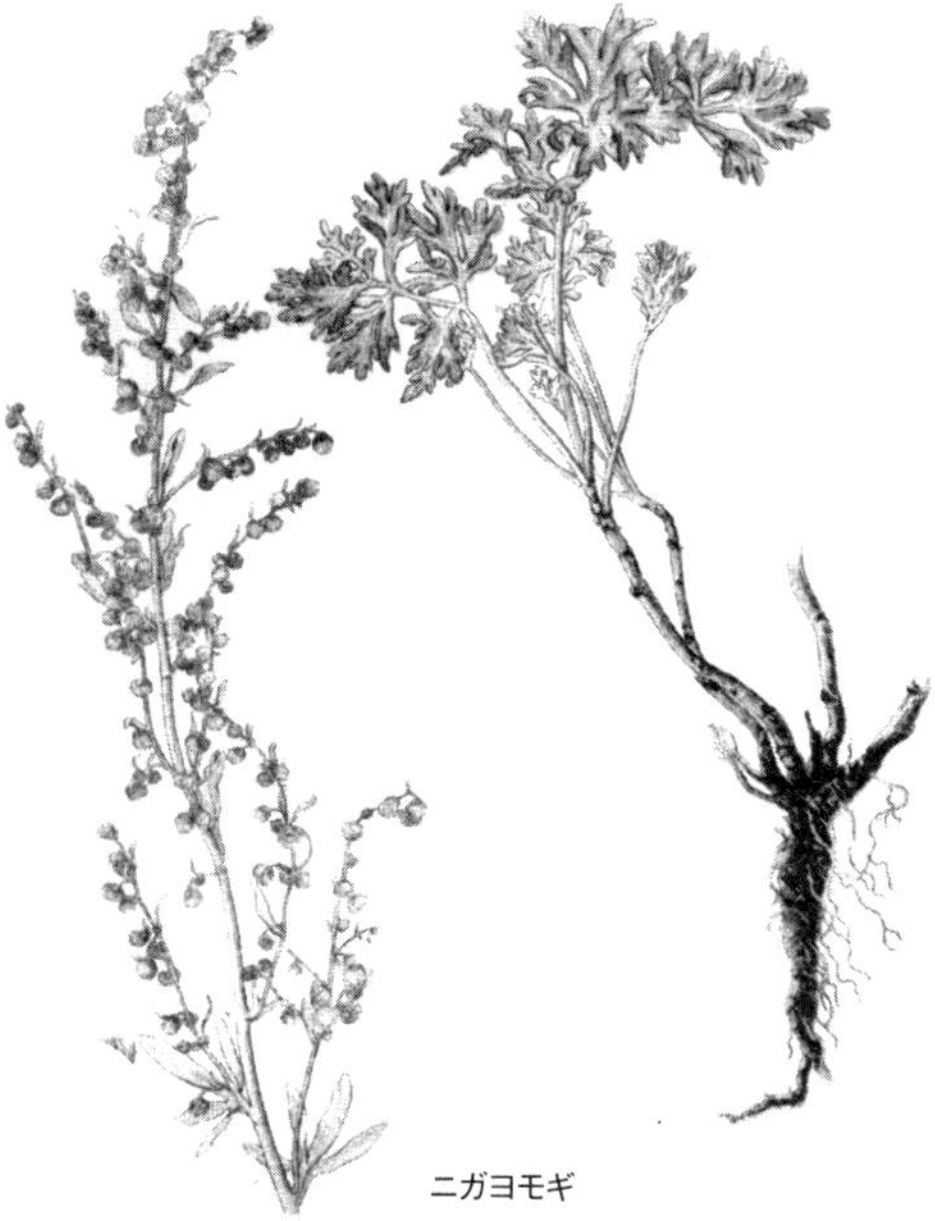

ニガヨモギ

一説に、この「ダイアナの花」は、クマツヅラ科のセイヨウニンジンボク（*Vitex agnus-castus*）だという。セイヨウニンジンボクの花はライラック色で、香りがよい。この果実を乾燥させたものは、プロゲステロンという黄体ホルモンの分泌をうながす。黄体ホルモンは妊娠を維持させるのに必要なホルモンの総称で、女性にとって大切なホルモンである。性欲を抑制する作用もある

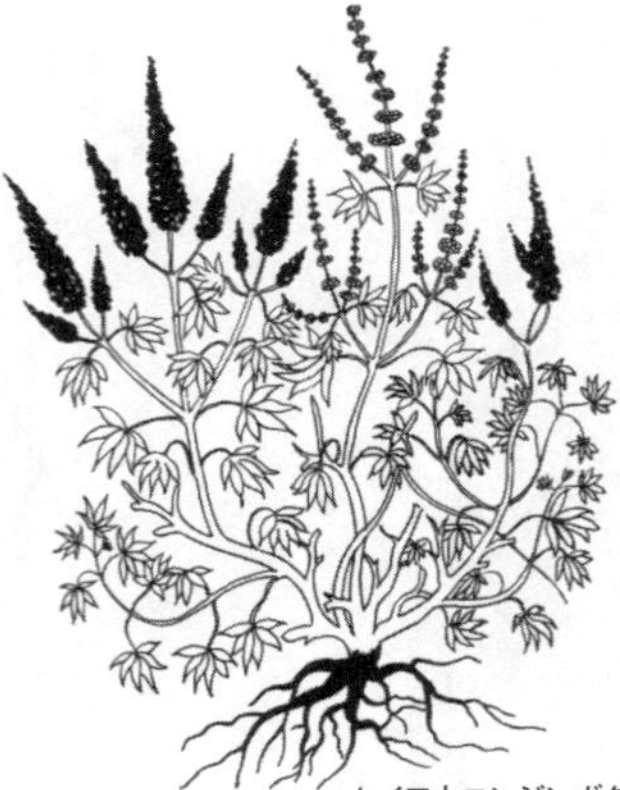

セイヨウニンジンボク

というから、オベロンの妃タイタニアの瞼に塗られてしまった浮気草の呪いを解くにはまったくお門ちがいとは言えないかもしれない。

話をヨモギに戻す。日本でもヨモギは古くから女性と関係があり、また、魔除けとしても用いられている。ヨモギを入れた草餅は桃の節句に欠かせないし、門前町でよく売られているヨモギ入りの草団子や草餅は邪気を払う縁起物である。

ヨモギは見た目にはまったく地味な植物であるが、東洋でも西洋でもその効果は素晴らしく、昔から活用されていた。

4 ヒルデガルト・フォン・ビンゲンと薬草

ほとんどの薬草はヨモギのように地味でどこにでもある。特別に手をかけなければ生育しない温室育ちではない。そういう草にこそ優れた薬効があるというのは嬉しい。

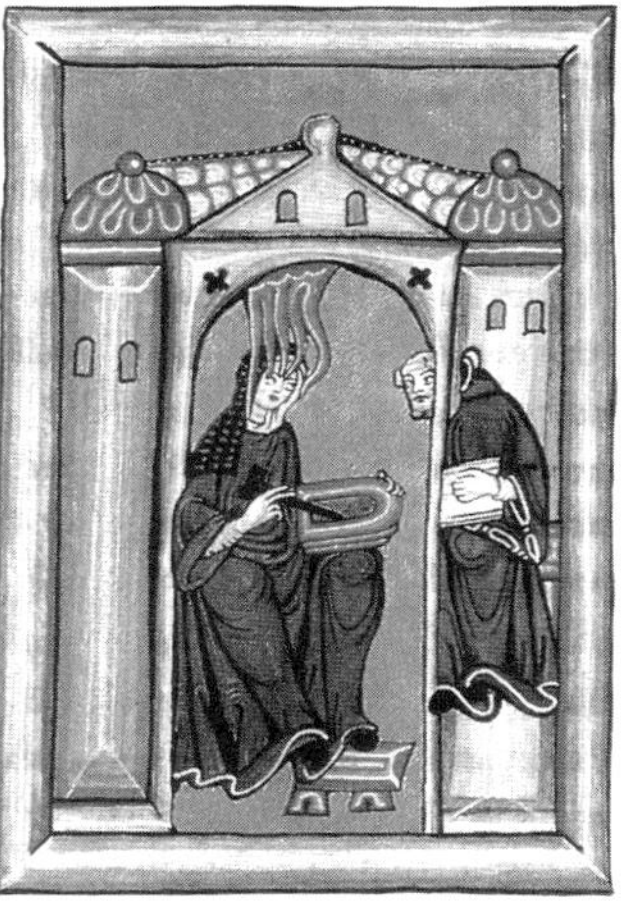
神の声は頭上から直接彼女の脳内に入り込んできたという。その様子を描いたもの。ヒルデガルト著『神の道を知れ』1141～1151年

ドイツのライン川周辺で12世紀に活躍した尼僧院長ヒルデガルト・フォン・ビンゲンは、50歳を超えてから7年かけて『フィジカ　自然の治癒力』という大著を書き上げた。自然界における植物、動物、鉱石が人間の身体に与える効用を述べたものだが、そこで扱われている200種類以上の植物の多くは道端や森の小道、野原や畑などで見つけら

れる。

ヒルデガルトは1106年、8歳のときに、ライン川の支流ナーエ川の近くにあるデジボーデンベルク修道院に入り、修行を始め、後にここの院長となった。その後、ルーパーツベルク（ライン川左岸の町ビンゲンの近く）やアイビンゲン（ライン川右岸の町リューデスハイムのそば）に修道院を設立している。

デジボーデンベルクの修道院には大きな薬草園があった。今は廃墟になっているが、跡地は見学できる。ここがヒルデガルトの植物についての出発点だった。また、数度にわたる説教の旅で見たり聞いたりしたことも大きな力になった。

だが、なによりもヒルデガルトの自然観を支えていたのは、神への強い信仰だった。彼女は幼少の頃から神の声を聞くことができたという。それを公にするのは当時の宗教界から異端と見なされかねない。それでも彼女は神の声に従って、1141年に『スキウィアス（神の道を知れ）』の執筆を始め、10年かけて完成させた。そのあと、『フィジカ　自然の治癒力』に取りかかる。

ヒルデガルトは植物を温と冷に分け、それぞれが対抗することによって人間の体内のバランスを保つのだと考えている。よい香りは悪霊が作る病気の予防になると

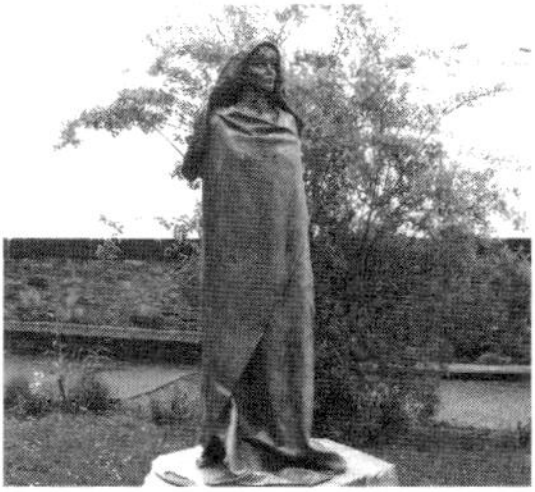

アイビンゲンにあるヒルデガルト修道院の庭に立つヒルデガルト像。このあたり一帯にはヒルデガルトの像が多く見られ、彼女の人気のほどが知れる

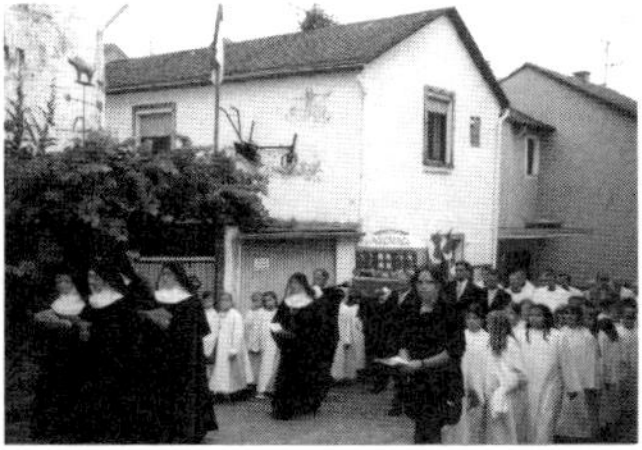

9月17日はヒルデガルトの命日である。彼女の教会がある町では、この日だけ彼女の聖遺骸の入った棺が公開され、祈りの後、信徒がそれを担いで町を練り歩く。リューデスハイム(ドイツ)のアイビンゲンで

言い、薬草が悪魔除けに果たす役割について多く語っている。

たとえば出産のときに、産婦と新生児のまわりにシダを敷くと、悪魔は赤ん坊の側に座ることができなくなると言う。また、セリ科のピンピネレ(サラダに使う)をいつも首にかけておくと、悪魔の呼び出しや魔法の呪文などの魔力に耐えられるとも言っている。

ヒルデガルトはローマ教皇やドイツ皇帝にも認められた中世の宗教家だったが、しだいに忘れられていった。ところが、1960年代にアメリカで起きたウーマンリブの運動がドイツに入ってきて、ドイツでも女性の歴史が検証されるようになり、彼女の著作や生き方が再評価されるようになった。現代では、彼女の自然についての豊富な知

識と深い洞察に共感をよせる人々が増え、特に薬草を扱う人たちのカリスマ的存在になっている。

21世紀に入った今、自然を克服することに重きをおいてきたこれまでの科学は行き詰まっている。かつて魔女というレッテルを貼られそうになった薬草を扱う女たちの経験と知恵が見直されてきた。自然と調和することを第一とした「賢い女」の世界観に立つことも必要ではないだろうかという考えが生まれてきた。そのとき、ヒルデガルトの自然観は現代のエコロジー運動の原点として受け止められるようになったのである。

5 薬草魔女

だからといって、現代科学の成果を全面的に否定することはできない。ただ、果たしてこれでいいのだろうかとこれまでの流れを懐疑する人々は増えている。「新しい魔女」の目でこの世界をもう一度見直してみようと思っている人々がいる。

20世紀後半、欧米を中心に起こった女性解放運動によって、過去の女たちの歴史が改めて検証された。そのことによって、「魔女」は、魔女狩り時代に迫害された被害者としてだけではなく、積極的に生きる自立した女性のシンボルとしての立場を得るようになった。「新しい魔女」の誕生である。ドイツではこうした流れの中でみずからを薬草魔女と名乗る女性たちが生まれたのである。

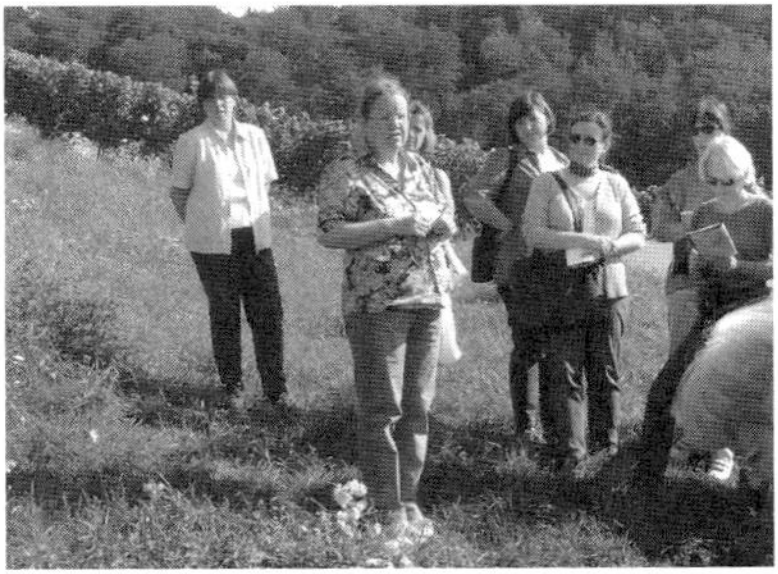
薬草魔女ビッケルさんの薬草巡り。マウルブロン(ドイツ)近郊シュテルネンフェルスで

西南ドイツに住むガブリエレ・ビッケルさんはもっとも有名な薬草魔女である。彼女は薬草の本を多数出版し、テレビにも出演し、薬草の店を数軒もっている。年に何回か薬草ツアーを計画し、多くの人々がこのツアーに参加している。

あるとき、私もこのツアーに参加した。約50名の参加者の多くは女性で、聞けば、薬剤師や薬草による治療を受けている人が主だった。ツアーのコースは彼女が住む家の裏山である。道端に生えている草を見せて、その効用を聞かせてくれる。

ビッケルさんの薬草巡りに参加して、薬草は何も特別な草ではない、身体によい薬草は身のまわりに生えているのだということを実際に知った。かつても「賢い女」たちはこうして薬草を摘んだのだろうと思った。もちろん、ベラドンナのような毒成分の強い薬草もその山には自生していた。そうでなければ、よい治療薬はできない。

日本でも野草を見る会とか薬草園の講習会などが盛んである。2時間程度で身近な山や野原を巡るツアーもあれば、温泉1泊つき薬草園ツアーという豪華なツアーもあるという。

ビッケルさんが道端で摘んで見せてくれた薬草の一つに、キク科のセイヨウノコギリソウ（*Achillea millefolium*）がある。ドイツの田舎でよく見かけるごく一般的な薬草である。

葉の形が独特なので、すぐにわかる。和名はノコギリソウ、フランス語で「大工草」というように、細い葉の縁がノコギリの刃のように鋭く切れ込んでいる。ドイツ語ではシャーフガルベ（羊の群れあるいは羊を健康にするもの）と言うが、この流線形のスマートな形から、「ヴィーナスの眉」という美しい名前でも呼ばれている。

イラクのシャニダール遺跡の墓から8種類の薬草が発見されたが、その一つがセイヨウノコギリソウだったという。紀元前6000年前のものである。学名は古代ギリシャの英雄アキレウスに由来している。彼は、トロイア戦争で負傷した部下

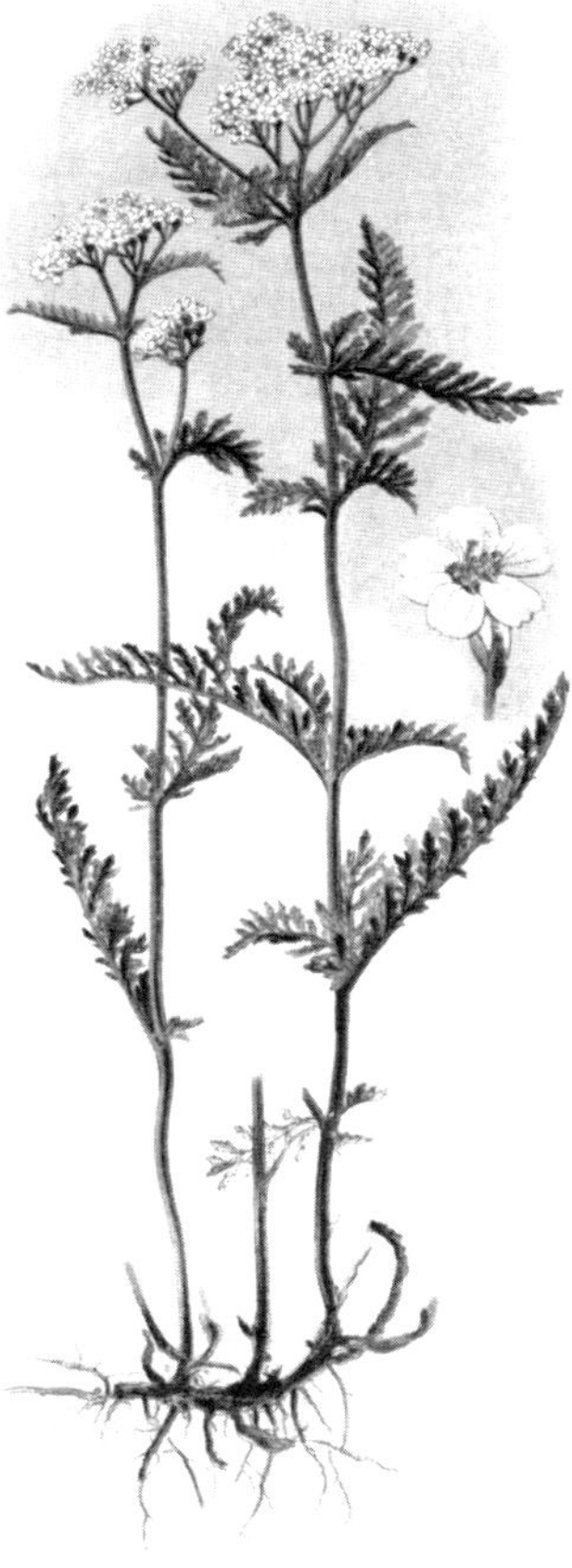

セイヨウノコギリソウ

たちの傷をこれで治したという。消炎効果のある成分が草全体に含まれているので、止血や炎症を抑制する作用が極めて強い。この草にはドイツ語でいろいろな名前がついているが、その中で、止血草、兵士草、傷草と言われているのはこの作用のせいである。英語ではヤロウという。

子どもの頃に山へ遠足に行ってケガをしたら、リーダーが近くの草を摘んで、その葉を揉み、傷口にすり込んでくれた記憶がある。私にはそれがなんという草だったかわからないが、昔はこういう応急手当てがよくあったように思う。ドクダミの葉を揉んであせもにすり込むとか、風邪で喉をやられたときにネギを布で包んで首に巻くとか、薬草を生活の知恵として活用している人々は今もいる。

ドイツ人も薬草をよく使う。私の知人は不眠症なのだが、絶対に睡眠薬は使わない。寝る前にセイヨウカノコソウのエキスを数滴お茶に入れて飲む。また、別な知人はお孫さんの風邪はカモミールのお茶を飲ませて治すと言っている。薬草を扱っている薬局で相談して調合してもらう人も多いようだ。そうした薬局がドイツにはたくさんある。

6　性的癒しの薬草

昔、ドイツ人の家に招かれたとき、「飲み物は何にしますか」と聞かれて、その日はコーヒーは飲みすぎていたので、「お茶を」と答えた。すると、「お茶は何がいいですか」と尋ねられて答えに窮したことがある。

知人は紅茶か薬草茶のどちらがいいかと尋ねたのである。薬草茶（クロイタールテー）という言葉を知らなかった私は物珍しさもあって、「ではクロイタールテーを」と答えたら、「では何がいいでしょう」とさらに問われて、またも答えに窮した。その家の台所にはウイキョウ茶、イチョウ茶、ヤドリギ茶、オオバコ茶、カモミール茶、ローズヒップ茶、加えて、整腸茶、風邪予防茶、鎮静茶、催眠茶、降血圧茶などの薬草箱が山ほど積まれていた。

お茶といえば、日本茶か紅茶しか知らなかった時代の私である。今の人には考えられないかもしれないが、クロイタールテー、つまりハーブティーなど聞いたこともなかった。

今ならハーブティーはティーバッグ入りのものもあり、手軽に飲まれるようになったが、このハーブティーの自動包装機械は1929年にドイツの会社が発明したという。ハーブティーが日本で販売されるようになったのは、それから40年もたった1969年だった。しかも最初はほとんど知られずに、輸入会社は宣伝販売に苦労したようだ。1960年代は世界的に体制批判の運動が始まった時代である。アメリカで生まれたヒッピーたちは「自然へ返れ」というスローガンで、人々の目を自然に向けさせた。そして、それをきっかけに日本でもハーブティーが飲まれるようになった。日本におけるハーブティーの歴史はずいぶん新しいのである。

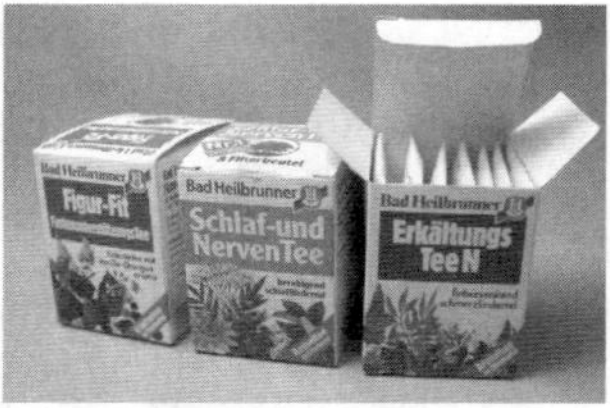

ドイツで買えるティーバッグのハーブティー
右が菩提樹の花を主とした風邪用、真ん中が睡眠用で、カノコソウが主となっている。左はダイエット用で、マテやハシバミの葉、ニワトコの実などを使った飲みやすいお茶である

日本ではハーブティーは癒しのお茶として人気を獲得してきた。しかし、癒されたいのは心だけではない。身体が癒されることで、心も癒される。身体の癒しには性的な癒しも含まれている。

ある薬草関係の人の話だが、講演会で薬草の性的な効用を説明したところ、拒否反応にあって困ったという。心の癒しのためにハーブを求めているのに、性的な癒しとはあまりに卑しいというのである。

しかし、薬草から性的な部分だけを取り除いて、きれいごとですますわけにはいかない。性にたいする悩みもまた人間の悩みの一つである。ヒルデガルトの『フィジカ 自然の治癒力』を見ると、いかにこうした悩みが多かったか、それを解決するにはどうしたらいいか、実に多くの例が挙げられている。

たとえば、「大喜びしてその興奮のあまり射精の地点に到達しているのに、それができず、体内に精子をためてしまい、そのために病気になりかけている男性」には、ヘンルーダとヘンルーダより少ない量のニガヨモギから水分を絞り出し、そこに砂糖と蜂蜜を加え、その総量と同じ量のワインを加え、小さな容器か耐熱皿に入れて熱し、5回沸騰させてから飲めばいいという。

ヘンルーダ（*Ruta graveolens*）はミカン科の低木である。ハーブ辞典によれば、ヘンルーダには興奮作用があるということなので、このような男性の悩みにも適応するような気がしないでもない。

また、男性が肉体的な快楽や情欲から解放されたいときは、「イノンドとイノンドの倍の量のウォーターミント、それより少し多いティシマールとイリュリアン・アイリスの根をビネガーに漬けて調味料を作り、食事の際に、何にでもそれをつけて食べるといい」という。

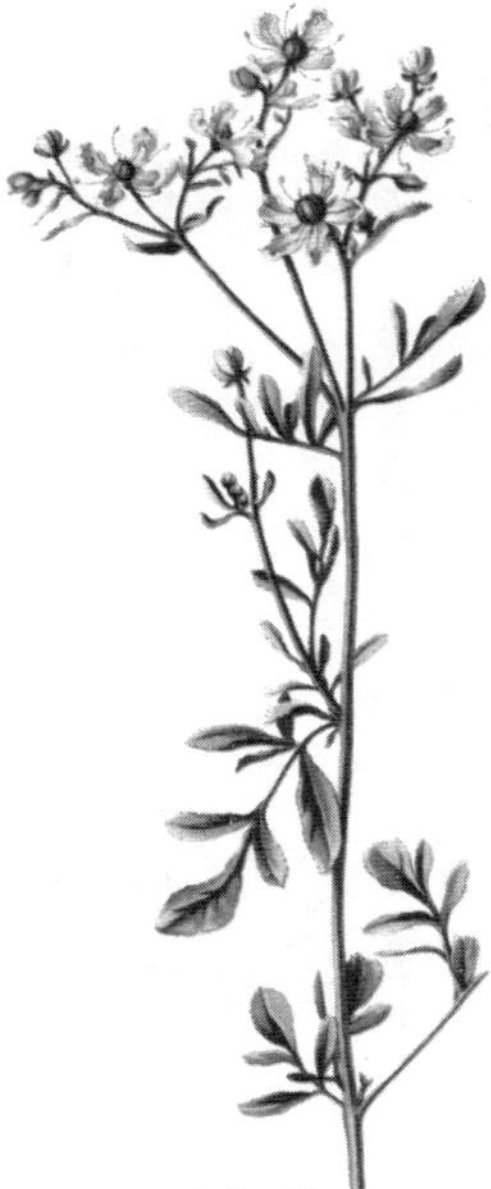

ヘンルーダ

イノンド（*Anethum graveloens*）は普通ディルと言われているセリ科の香味用薬草で、ピクルスの香りづけに用いられ、消化を助ける働きがある。ライラック色の花を咲かせるシソ科のウォーターミント（*Mentha aquatica*）はハッカの香りがするので、気分が爽やかにはなるだろう。その他の薬草はどんなものかわからないし、主となるイノンドやウォーターミントに快楽や情欲から解放される効果があるのかどうかもわからない。

ヒルデガルトの効能書きはまだまだ続く。精力過剰な男性に対しては、「ワイルドレタスを水で煮、サウナの中でその煮汁を自分の上に注ぐといい。身体の健康を害することなく渇望は消滅する。女性の子宮が抑制できない渇望で膨脹しているなら、ワイルドレタスのサウナのサウナに入ること」と勧めている。「男でも女でも、愛を増進させる物を飲食してしまった人には、オオバコのジュースをそのまま水を加えて飲ませるといい」と言う。ワイルドレタス（*Lactuca taraxacifolia*）はレタス

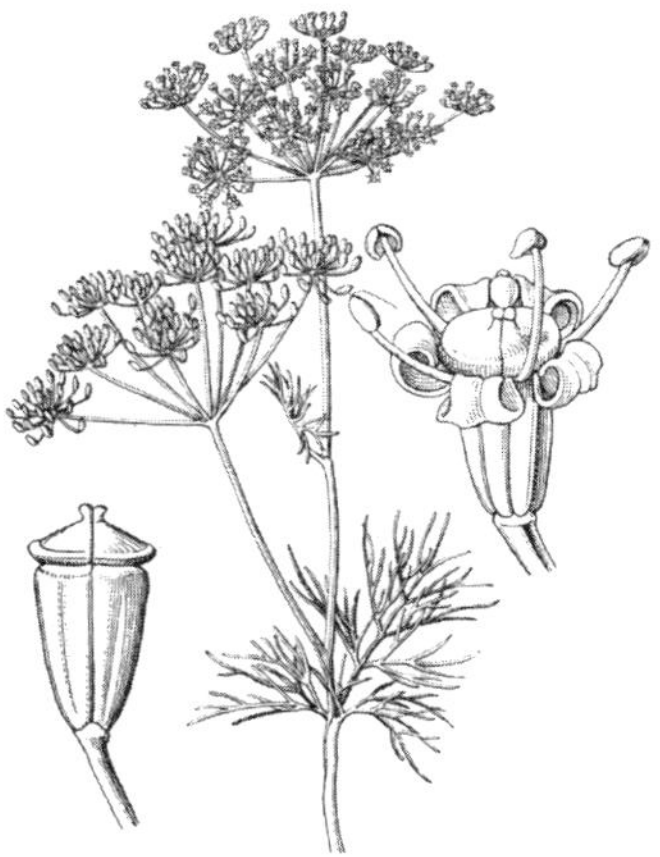

イノンド

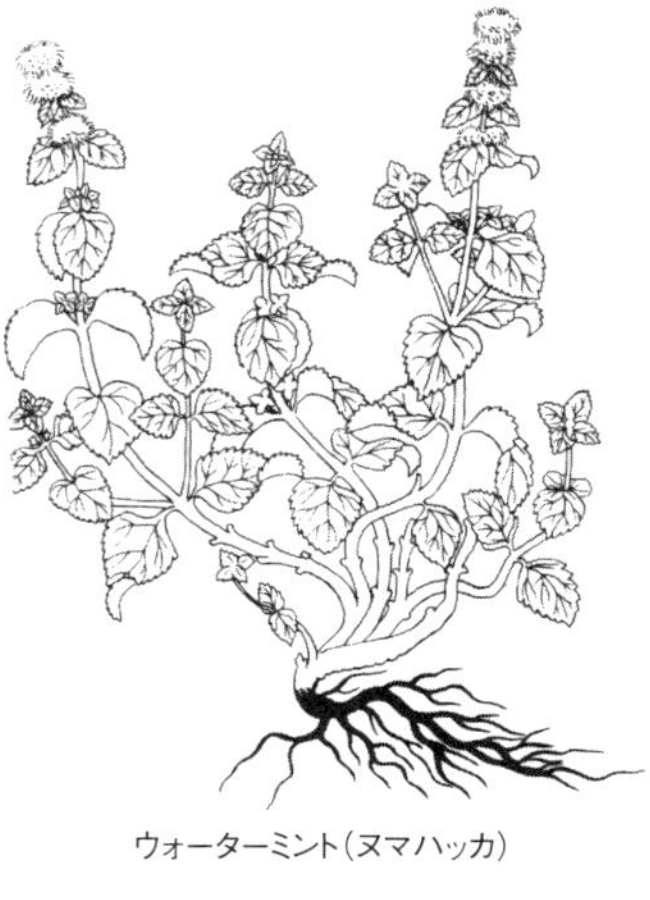

ウォーターミント（ヌマハッカ）

と近縁の植物である。セイヨウオオバコ（*Plantago major*）は、私たちになじみのある日本の雑草オオバコに大変よく似ている。葉を揉んで傷口につけると治りが早いという。

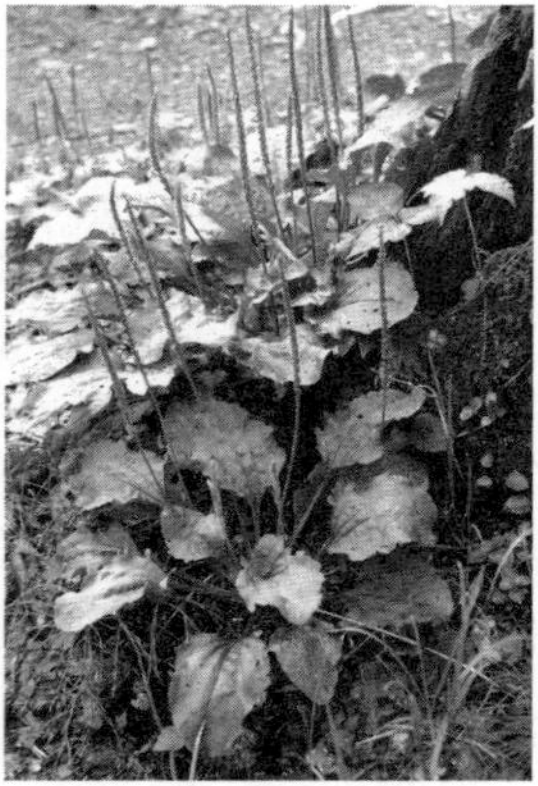
オオバコ

それにしても、さすが尼僧だけあって、情欲の苦しみを解き放つ薬草の紹介が多い。しかし、結婚したこともない尼僧のヒルデガルトがこれだけ男性の性的悩みを理解していることが私には不思議でならなかった。ある年、ヒルデガルトの修道院を巡るツアーがあったので申し込んだ。そしてそのことをガイドに尋ねてみた。すると、「ヒルデガルトは神の声を聞くことができた人。なんでも知っているのですよ」という答えだった。

性的悩みにたいする特効薬については私の範疇ではないので、ヒルデガルトに肩代わりしてもらったが、ヒルデガルトの処方が本当に効果のあるものなのかどうか、現在、研究が進められているというから、その調査結果を待ちたい。

7 「賢い女」の薬草料理

ドイツ語にヘクセンケッセルという言葉がある。秘薬を煮る魔女の大鍋のことだが、比喩として、「大騒ぎ」とか「大混乱」の意味で用いられる。そうか、ドイツの魔女たちも、スキヤキやシャブシャブのように、皆で一つ鍋をつっついて楽しんで大騒ぎするのかと考えたら、それは違う。

「魔女の大鍋」というのは、洗礼を受けないうちに死んでしまった赤ん坊の死体や蛙、ムカデといった気味の悪いものを一緒くたにしてグツグツ煮る鍋のことだから、「大騒ぎ」というのは、阿鼻叫喚のるつぼを表す言葉なのである。

シェイクスピアの『マクベス』に、3人の魔女が大鍋を囲んでマクベスの未来を予言する場面が出てくる。その鍋の中身が具体的に書かれている。全部で25種類あり、植物は「月食の夜に手折ったイチイの枝」と「闇夜に掘ったドクニンジン」で、あとはすべて動物（ヒキガエル・コウモリの羽・マムシの舌・イモリの目玉など）である。不気味な魔女の姿を彷彿とさせる場面で、これが典型的な「魔女の大鍋」

である。第1章で紹介した「空飛ぶ軟膏」を作ったのも「魔女の大鍋」である。鍋は魔女の重要なアイテムになっている。

しかし、このような恐ろしいものを作る「魔女の鍋」があったとすれば、人間の身体に効く薬や料理を作る「賢い女の鍋」もあった。魔女の歴史の研究が進むと、「魔女」と「賢い女」には区別がなく、時代の都合によって「賢い女」が「魔女」にされたケースもあったという見方が広まっていった。

だから、よく見かける鍋をかき回す魔女の絵や飾り物の魔女人形でも、いかにも恐ろしい姿の魔女と、いかにも知恵のありそうなやさしいおばあさんスタイルの2種類に分かれている。

グリム童話に『千匹皮』という話がある。千匹皮は王女の名前である。彼女は身分を隠して、ある城の厨房で働いているのだが、王様は彼女の作ったスープしか食べない。このことを知った料理長は千匹皮に「おまえは魔女だな」という。

これはどういう意味だろう。王様をたぶらかす恐ろしい女なのか、あるいはとてつもなく美味しいスープを作る料理の腕がいい女ということなのだろうか。話の筋にはほとんど関係ないセリフなので、グリム童話ファンにも研究家にもあまり注目されていないが、私は「魔女」の二面性を表していて実に面白いセリフだと思っている。

欧米には魔女人形を台所に飾る国がある。これはキッチンウィッチといって、台所のお守りである。もちろん、この人形は、料理の腕を見守る「魔女」にして「賢い女」である。それにしても千匹皮はどんな材料でどんな味のスープを作ったのだろう。

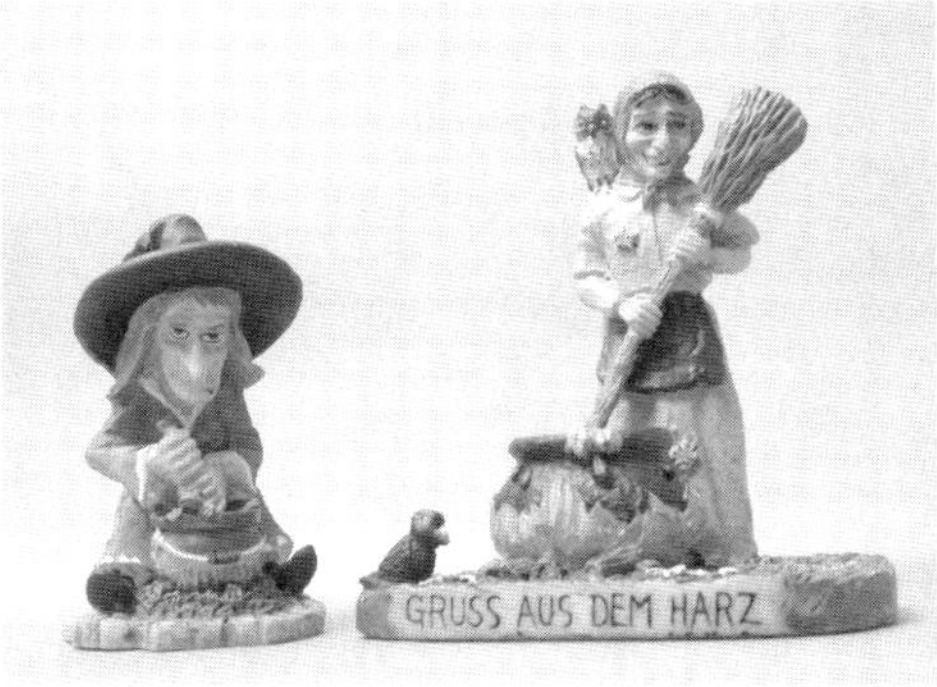

鍋で薬を作る魔女の置物
やさしいおばあさんタイプと毒薬を作る恐ろしい魔女との違いがわかるだろう

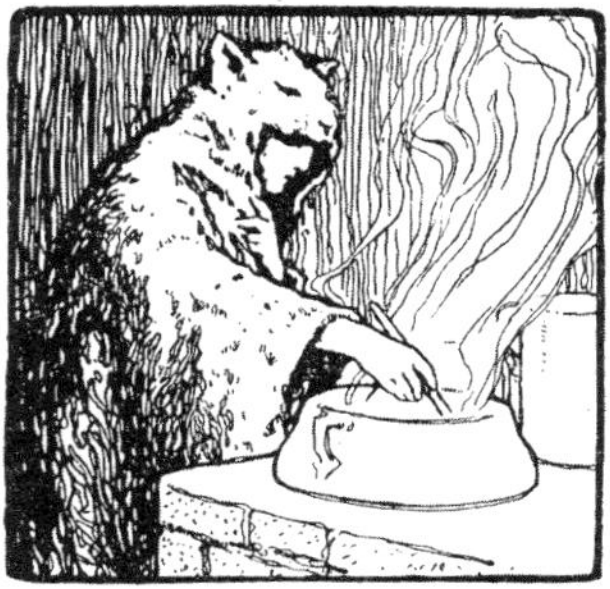

「千匹皮」の作るスープは魔女のスープ。オットー・ウッベローデ画

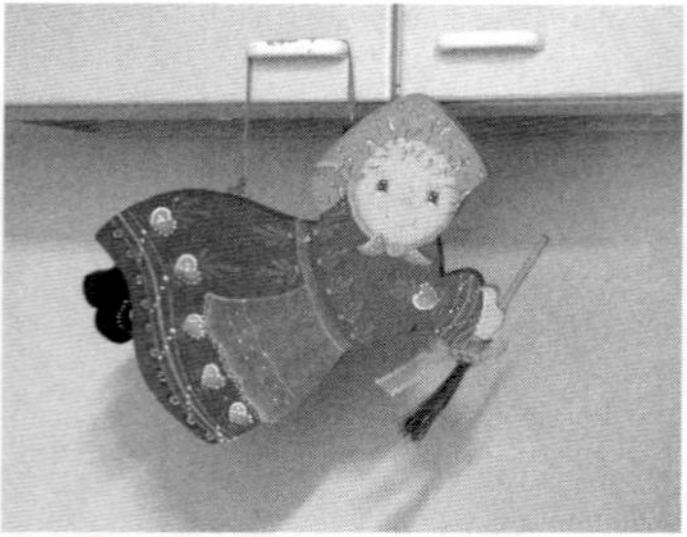

キッチンウィッチ
日本の人形教室で作られたもの。誰にでも受け入れられるように、こんな可愛い姿になっているのかもしれない（増川紀久子作）

私は薬草を使ったスープだろうと確信しているのだが。

人間は自分たちが自然の一部であるということを忘れがちである。人間の知恵で自然を克服できると過信してきた。だが、人間の力ではどうにもならない自然の猛威、たとえば、台風や地震、洪水、旱魃《かんばつ》などに見舞われて、人間がいかに小さな存在かということを思い知らされる。

そんなちっぽけな人間にも自然は薬草という素晴らしいプレゼントを与えてくれた。私たちの祖先はこの薬草の力を発見し、それを後代に伝え残してくれた。正月七日に食べる春の七草、桃の節句の桜餅や草餅、端午の節句の柏餅や菖蒲湯、冬至のカボチャや柚子湯など、季節と結びついた行事にはそれぞれにふさわしい植物がある。

薬草を大切にしてきたドイツにも「賢い女」の伝統を受け継いだ薬草料理のようなものが今も残っているのだろうか。北ドイツのある村に住む知人の話では、豆やキュウリ、カボチャの種を蒔くのはアイスハイリゲン（5月11日頃）を過ぎてからという言い伝えが今も生きているそうだ。5月には聖人の祝日が4日もあるのだが、その頃に寒波が戻ってくることがある。それが終わらないうちは種を蒔くなということである。

北ドイツの冬の代表的な郷土料理にグリューンコール（緑のキャベツ）煮がある。霜が降りて葉が凍ったあとに料理したほうが甘味が増し、味も格別になるという。グリューンコールのコールはキャベツのことだが、見た目にはチリチリに縮んだホウレンソウのようである。これを何時間もかけて煮込む。ドイツで手作りのグリューンコール煮をご馳走になったことがある。煮込んでありながら歯ごたえもあり、大変美味しかった。

12月になると、グリューンコールハイキングをする村もある。夕方に大勢の人々が集まり、隣の村や町のレストランまで歩いていって、そこでグリューンコー

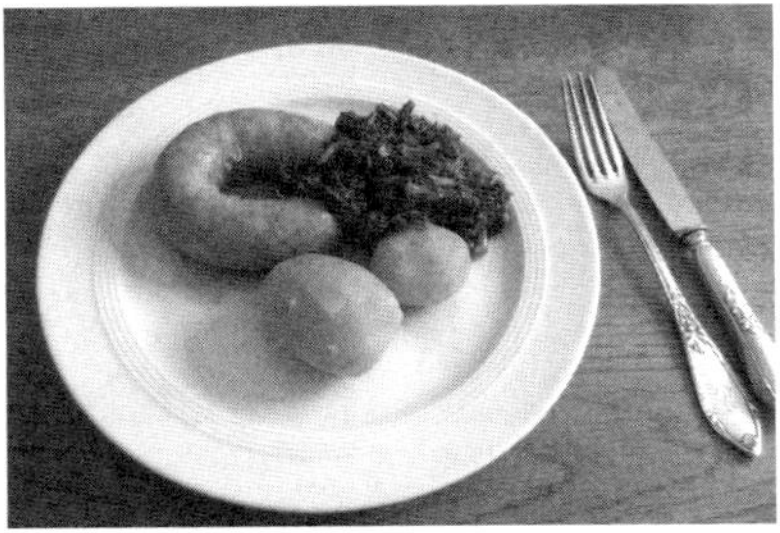

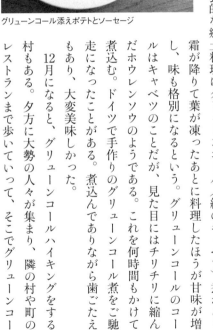

グリューンコール添えポテトとソーセージ

ルとソーセージをたらふく食べるのだそうだ。

たびたび参加したことのある人から聞いた話だが、このハイキングの行き先は企画者しか知らないそうで、真っ暗ななか懐中電灯を手にして、みんなでおしゃべりしながら何時間も歩いて、最後にグリューンコールにありつける、とても楽しいものなのだという。

春になると、ニラに似たベーアラオホのピューレを作る。夏が近づくと、ホワイトアスパラが市場を賑わす。秋にはさまざまなベリー（漿果）でジャムを作る。ド

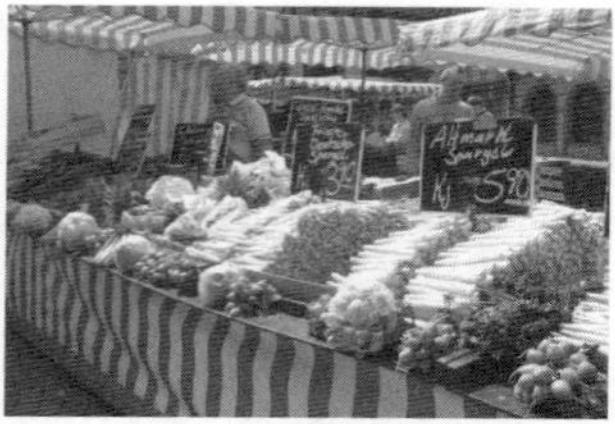

日本で旬のタケノコを楽しむように、ドイツの主婦たちもホワイトアスパラが出回るのを心待ちにする。春の風物詩である

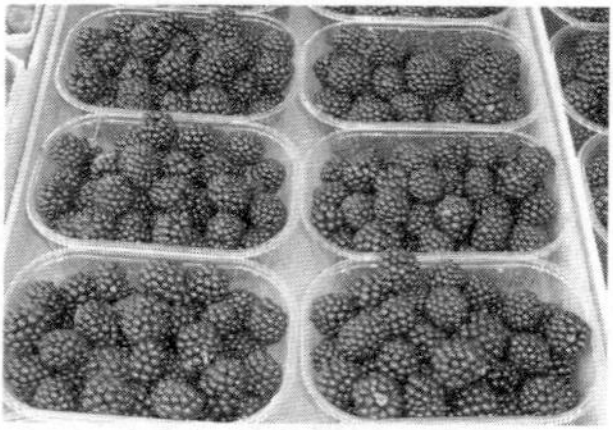

ベリーを売る店も人気がある。食べごたえのあるケーキに自家製のジャムをどっさりかけて食べる。一度味わったら忘れられない美味しさである。これはブラックベリーの実

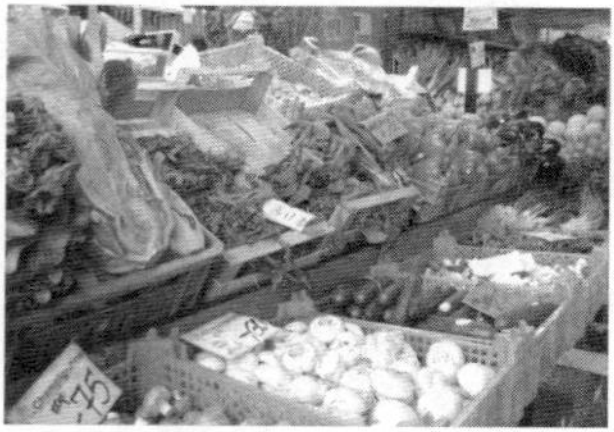

野菜売りの店
キュウリやマッシュルームなど、日本でもお馴染みだが、総じてドイツの野菜は大きい。左上の細長い菜っぱはエンダイブ

イツの野菜市場には、ウイキョウの根や菜っぱなど、日本ではあまり見かけないものがたくさんあって見ていて楽しい。

フランクフルト（ドイツ中部）の野菜売り場には、7種類の緑野菜を紙に包んだ「フランクフルターグリューネゾーセ」（フランクフルトのグリーンソース）の束が山積みになって売られている。これでソースを作り、肉にかけて食べる。レシピを見ると、それほど難しくはなさそうである。家庭でよく作られるのだろう。

フランクフルトの大聖堂（カイザードーム）にはたくさんの祭壇が飾られている

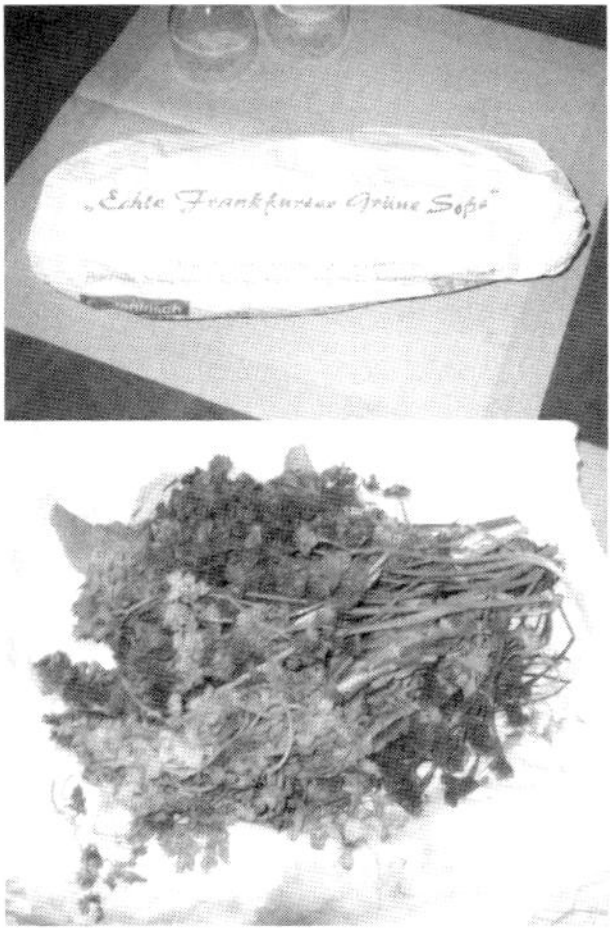

「フランクフルトのグリーンソース」の材料になる薬草は、パセリ、クレソン、アサツキ、チャービル、スイバ、ボリジ（ムラサキ科）、ピンピネレ（セリ科）の7種類。包み紙にはレシピが印刷されている

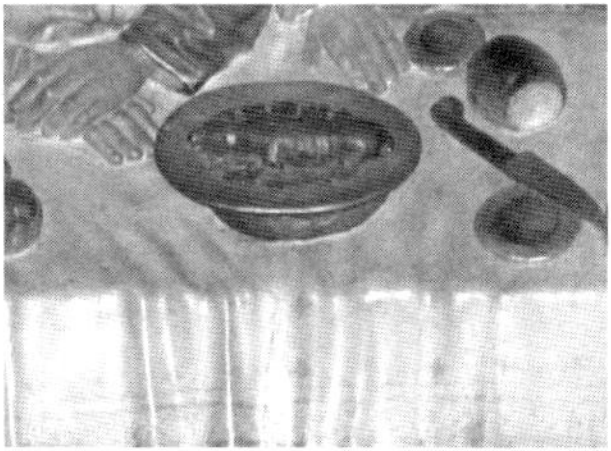
最後の晩餐の子羊にかけられた「フランクフルトのグリーンソース」。カラーでないのが残念である

が、その一つに最後の晩餐を彫り込んだものがある。テーブルの上には皿にのった子羊の丸焼きがある。一緒にいた知人が「ほら、よく見てごらん」と教えてくれた。なんとそこには緑色をしたフランクフルターグリューネゾーセがかけてあったのだ。この祭壇がいつの時代のものかわからないが、この緑のソースはそれほど馴染みの深いものなのかと感心して眺めた。

ドイツの家庭でも、日本と同じように野菜や果実を使った料理を作る。ところが、行事に薬草を使う伝統料理となるとあまりないようだ。地域によって違いもあるのだろうが、年間行事のほとんどがキリスト教と結びついているので、日本のように季節の民間行事を食物で表現するという風習が少ないのかもしれない。といっても、薬草を中心にした伝統料理がまったくないわけではない。

[聖木曜日の緑野菜]

聖木曜日には緑の野菜を中心にした料理を食べる風習は今も残っている。聖木曜日というのは復活祭前の木曜日のことである。日本ではプロテスタントはこの日を聖木曜日、カトリックは洗足木曜日という。ヨハネ福音書によると、キリストは最後の晩餐に集まった弟子たちの足を洗ってやった。こうしてキリストは弟子たちの罪を清め、兄弟愛と奉仕の精神を自ら示したという。

ドイツ語で聖木曜日をグリューンドンナースタークという。なるほど、だから緑（グリューン＝グリーン）の木曜日なのかと思うと、そう単純ではないらしい。グリューンは古代ドイツ語で「嘆き」を意味するという。英語でも、この日を「悔いの木曜日」（Maundy Thursday）という。つまり、グリューンの語源はキリスト教に関連していて、緑とは関わりがないというのだが、この時期に初物の緑の野菜を食べる習慣はキリスト教以前からあったというのだから、ややこしい。

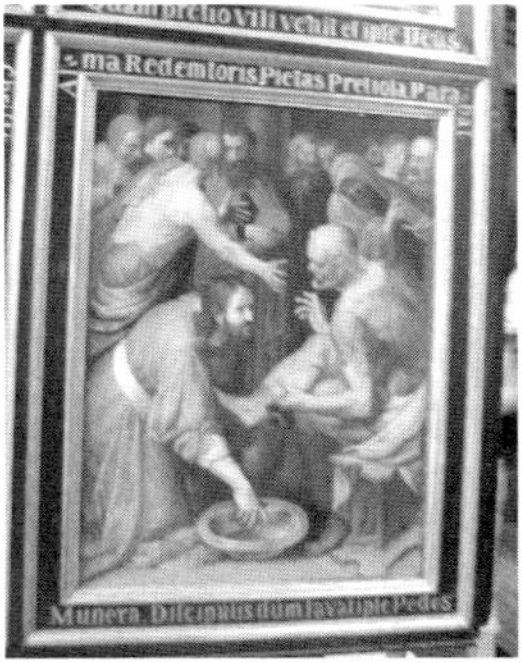

弟子たちの足を洗うキリスト
「それから、たらいに水を入れ、弟子たちの足を洗って、腰にまとっておられる手ぬぐいで、ふき始められた」ヨハネ福音書13章5節、ストラスブール（フランス）の大聖堂

人々は春を祝って自分の庭や森へ薬草摘みに出かけ、夜には、その年の無病息災を願って緑の料理に舌鼓をうったのである。どんな野菜が選ばれたかというと、日本の春の七草のようにしっかりと決まっているわけではないが、7種類、あるいは9種類、12種類の薬

草の名が知られている。

詩人ゲーテはこの日に必ずホウレンソウを食べたという。ドイツの自然科学者アレキサンダー・フォン・フンボルト（1769〜1859年）は、この日のために詳しいレシピを作り、ポツダム宮廷の厨房に渡したそうだ。そのとき用いた薬草は、コバノカキドオシ、クレソン、セイヨウノコギリソウ、ヒナギク、ヘラオオバコだったという。

この風習は特にカトリックの強い地域では今も行われている。地域によって薬草の種類や料理の方法もちがう。野菜クッキーやハーブサラダを作る地方もある。南ドイツのレストランでは、この日、ビタミンの豊富なセリ科のチャービルを使ったスープがメニューに載るそうだ。

薬草によっては、聖木曜日に間にあわない場合もある。というのは、復活祭の日が毎年変わるからである。キリストは処刑後、3日目に復活したという。その復活を祝うのが復活祭で、それは春分（3月21日）の後にくる最初の満月の次の日曜日になる。早いときは3月末、遅いと4月下旬になる。

3月末ではまだ生育していない薬草もある。そのため、スーパーで「9種類の薬

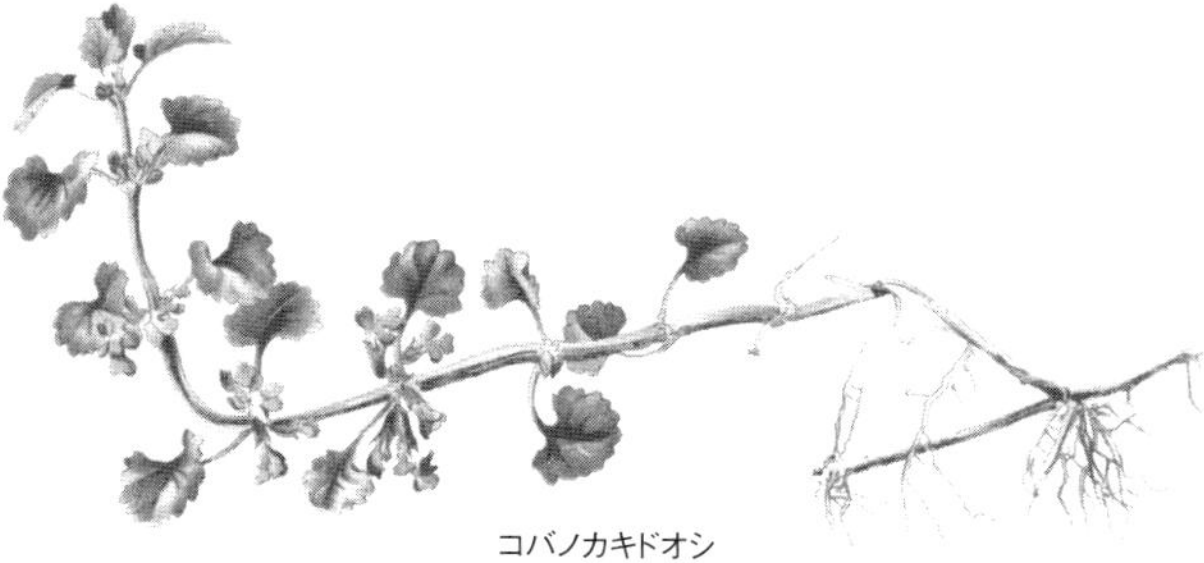
コバノカキドオシ

草スープ」や「聖木曜日のスープ」用の材料が、パックになって売られているそうだ。
　伝統的な「聖木曜日のスープ」にはシソ科のコバノカキドオシ（*Glechoma hederacea*）が用いられる。カキドオシの花は小さな赤紫色の唇状で、葉はハート形をしたどちらかというと地味な草である。葉を揉むと強いミントの香りがし、これが頭痛を和らげてくれる。民間治療薬としても重宝された。
　カキドオシの茎は柔らかい。植物研究家スザンネ・フィッシャー・リツィは、カキドオシは冠を編むのに適しているので「花冠草」（Kranzkraut）とも呼ばれていて、この冠を頭に載せると魔除けになり、特に魔女の宴「ヴァルプルギスの夜」に編んだ冠は魔女を見分ける力があると言っている。
　カキドオシには実際的な効能として消炎作用があり、

血糖降下や糖尿病、腎臓炎、胃腸障害にも効き目があるという。日本では、小児の疳《かん》やひきつけを鎮めるのに効くのでカントリソウという。カキドオシという和名の由来は、繁殖力が強く、垣根も通り抜けるほどだからという。

[マイボーレ]

ドイツでは5月1日にマイバウム(5月柱)を立てて、春を祝う。この柱は昔の樹木信仰の名残である。古代では、オーク、ナラ、シラカバやドイツトウヒなどの樹木に神が宿ると信じられていた。特にシラカバは春と生命の蘇りのシンボルなので、マイバウムの木としてよく取り上げられる。

木の上部に草の輪を取り付け、そこに御幣のようなものを飾る。そのまわりで人々は踊りながら、冬に別れを告げる。北ドイツの小さな村でマイバウムを立てる行事を見たことがある。ドイツトウヒが広場に運ばれる。消防団の男性たちが掛け声をかけて、いっせいに綱を引き、木を立てる。見物人は歓声をあげて拍手する。そのあと少年少女たちが歌を歌う。とても素朴な行事だが、見ていてほのぼのとする。

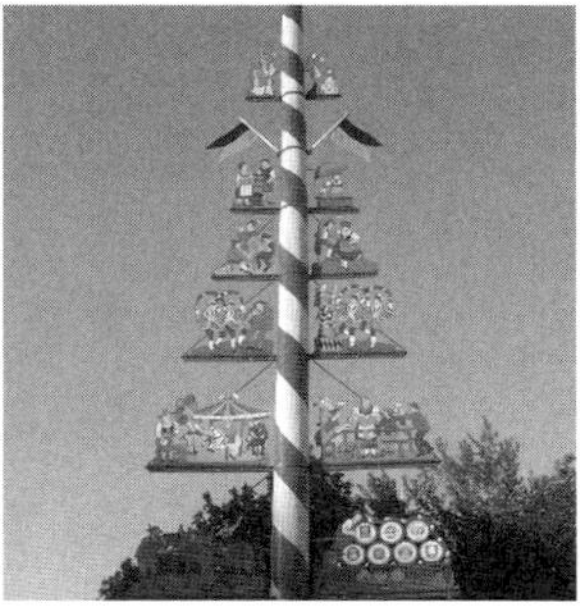

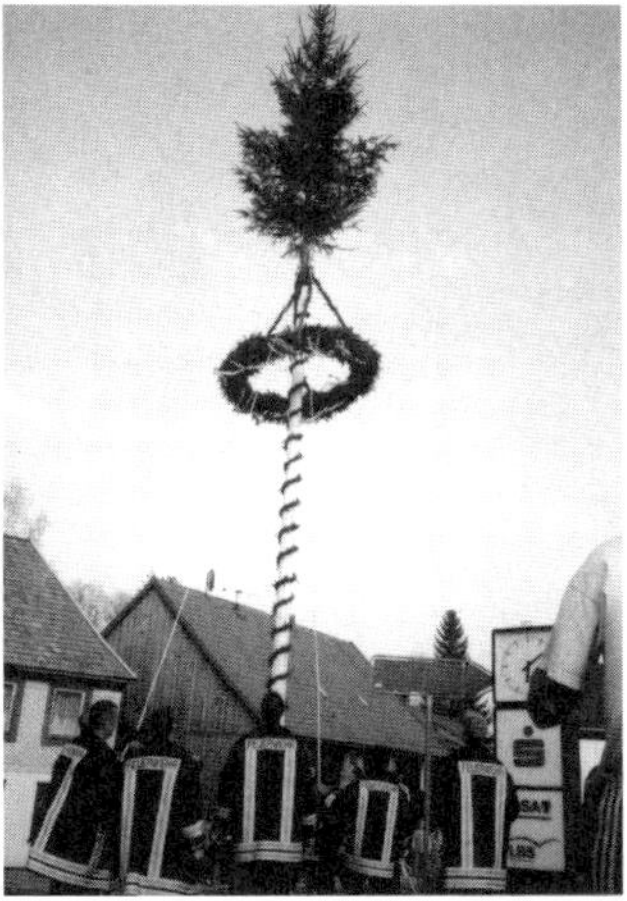

（右）消防団の人々がドイツトウヒを村の広場に運び、掛け声とともに立てる。素朴な5月柱である。ハルツ地方のベネッケンシュタイン
（左）ポールにカラーテープを巻きつけて、さまざまな人形を飾る華やかな5月柱。ミュンヘンのヴィクトアーリエン広場

マイバウムの歴史は古い。さまざまな木がさまざまな意匠をこらして広場に立てられる。ミュンヘン（南ドイツ）では、きれいに飾りつけをした立派なマイバウムが見られる。

この行事と組むようにして、人々は、マイボーレ（Maibowle）、つまり5月のポンチを飲んで春を祝った。マイボーレの歴史も古く、9世紀にまでさかのぼり、ベネディクト派の僧が書いたレシピが残っているという。作り方はいくつもあるが、その一つを紹介しよう。

材料

・花の咲く前のクルマバソウの葉の小

束
・黒スグリの葉　15枚
・ペッパーミント／エストラゴン／セージ／サラダバーネット／コモンタイムの葉を各2～3枚
・砂糖　150グラム（少ないほどいい）
・白ワイン　1本
・シャンパン　1本
作り方
・薬草類はゆるくしばっておく。
・薬草と砂糖を容器に入れ、ワイン2分の1を注ぐ。
・1時間ほどそのままにしたあと、薬草の束を取り出す。
・シャンパンは飲むときに直接グラスに注ぐ。クルマバソウの葉を浮かべる。イチゴやリンゴの花びらでもいい。
よく冷えたグラスにクルマバソウの緑の葉を浮かべ、ほのかな香りをかげば、春の到来が実感できる。マイボーレの主役はアカネ科のクルマバソウ（*Galium*

odoratum）である。そのためか、クルマバソウボーレとも言われる。

数年前、ドイツメルヘン街道沿いにあるザバブルクという古城のレストランで初めてマイボーレを飲んだ。辛口の爽やかな味がなんともいえず美味しかった。レシピに砂糖は少ないほどいいと書いてあるのを見て、なるほどと思った。

また飲みたくなって知人に頼んでみたら、マイボーレというレッテルが貼ってある瓶入りをプレゼントしてくれた。店でも売っているという。大切に日本まで持ち帰り、友人たちと一緒に飲んでみたが、こちらはちょっと甘めだった。だが、アルコールの苦手な友人は美味しいと言っていた。砂糖の加減は飲み手次第にすればいい。

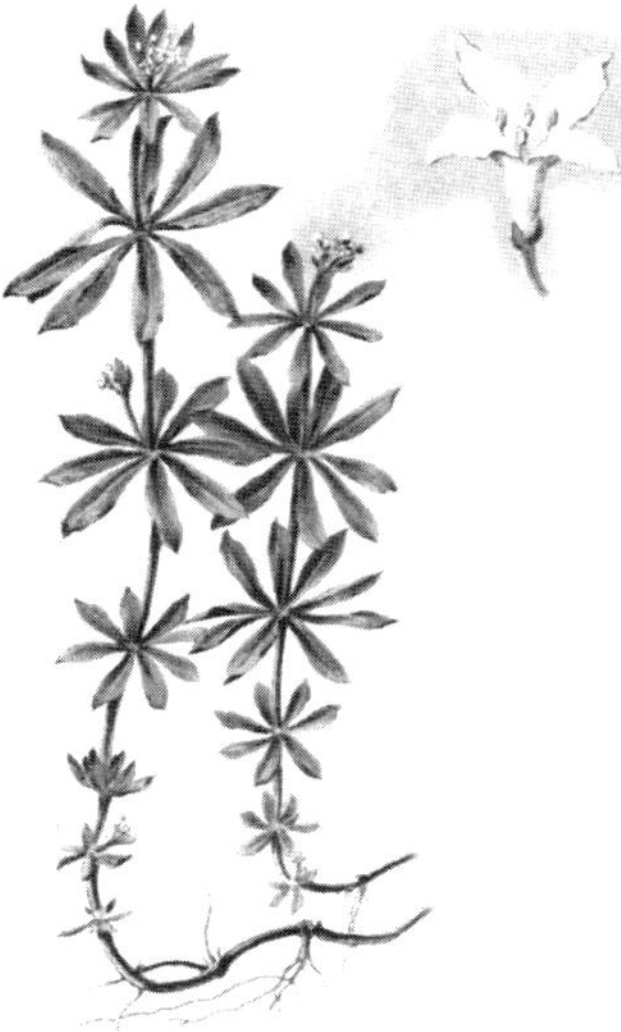

クルマバソウ

クルマバソウの葉は車輪の中心部から放射状に出ている細い棒のように輪生してい

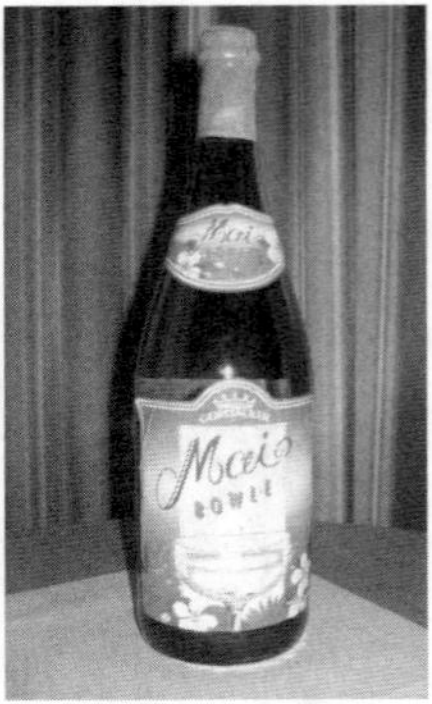

5月の飲み物マイボーレ

て、和名クルマバソウの名の由来が一目でわかる。ドイツ語では、「森の親方」「森の母の草」「5月の花」「心の喜び草」など別称がたくさんある。

クルマバソウは古くから民間療法で好んで使われた。産褥の女性には香りのよい薬草を入れた枕やクッションをあてがう習慣があったが、クルマバソウも、乾いた葉は刈りたての干し草のような甘い香りがするので、心を落ち着かせる効果があり、枕に入れる薬草の一つだった。

治療用には花が終わったあとの葉を使うが、マイボーレに使うときは、花の咲く前の葉を用いる。クルマバソウは干し草のような香りのするクマリンを含んでいる。これは大量に摂ると頭痛や吐き気を起こすので、マイボーレを作る場合は漬けたままにしないほうがいいという。

マイボーレをプレゼントしてくれた知人は瓶と一緒に、干したクルマバソウの束もプレゼントしてくれた。我が家の台所に吊るしてあるが、顔を近づけると、半年たった今でもかすかに干し草の香りがする。

薬草を調べていると、どうしてこんなに人間の身体に効く成分ばかりが含まれているのだろうと驚くほかない。まるで人間のために作られてきたかのように思われる。私たち人間はこんなにも自然の恩恵に浴しているのかと不思議でならない。

人間も死して土に返り、自然の一部になる。植物から見れば人間もまた自然のサイクルに属しているのだから、同じことなのだろう。しかし、人間は自然からもらったものと同じだけのお返しをしているのだろうか。

魔女の薬草箱はとてつもなく大きい。まだまだいっぱい薬草は入っているが、今日はこれで店仕舞い。さて、ドアを閉めに立ち上がったのは、魔女か、はたまた「賢い女」か。

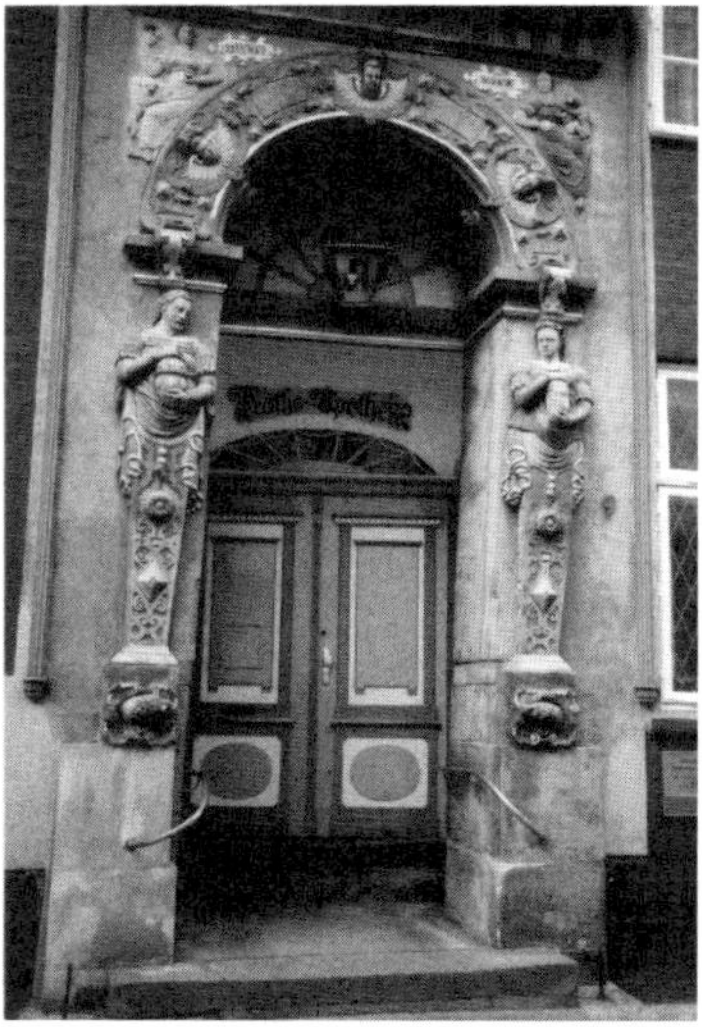
1598年に建てられた薬局。今も営業している。北ドイツのリューネブルク

あとがき

ここ10年、魔女について取り組んできたが、魔女の世界は広くて奥が深いことを、つくづく感じている。私の魔女おっかけは、グリム童話の魔女から始まり、伝説の魔女へと続き、ついで魔女狩りを経て、今は魔女と結びつきが深いといわれる薬草の世界にいる。

最初はおずおずと踏み込んだ薬草の世界だが、そこにはなんて多くの魔女と関連した薬草があることかと、その面白さにどっぷり漬かってしまった。以来、すっかり薬草の深みにはまってしまい、そのあげく、この面白さを多くの人に知ってもらいたいという思いも強くなっていった。

薬草の専門家でもない私が薬草について書くのは無謀に等しいことかもしれない。また、薬草の魔力について記した本もたくさんある。しかし、魔女と薬草がどう結びついてきたかということについて、そこにのみこだわって紹介している薬草の本は少ないのではないかと少しは自負している。

そうは思っていても、果たしてそのようなものが本になるだろうかという不安もあった。そこで、薬草の本なら山と溪谷社さんしかないと激しく思い込み、当たって砕けろの気持ちでお願いしてみたところ、出版第二部の川畑博高編集長から「やってみましょう」という嬉しいお返事をいただき、小躍りして喜んだ。

それでも薬草についてとんでもないことを書いているのではないかという不安があった。そこで、東京薬科大学名誉教授の薬学博士指田豊先生を紹介していただいた。専門家というのは凄いものだとあらためて思った。私の素人勉強では到底わからなかったことをたくさん教えていただいた。ありがたかった。

これで薬草についての不安はなくなった。あとは読んで面白く、見て楽しい本にしたいと思い、図版をたくさん載せていただければいいなという欲が出てきた。本書の担当者小林由佳さんは私のこの欲張りな希望をほぼ完全に受け入れてくださって、140枚を超える図版を掲載することができた。彼女には図版の細かい選定や文章の見直しでも大変お世話になった。デザイナーの松澤政昭さんにもお世話になった。

また、ドイツにおける薬草料理については、ドイツ在住の友人由紀子さんや千絵さんに教えていただくことが多かった。加えて、昔から懇意にしていただいている水木しげる氏から帯に推薦の言葉と絵をいただいたことは嬉しいプレゼントだった。編集長の「ゴー」から始まって、多くの方々の助けをいただいて生まれた『魔女の薬草箱』である。感謝の気持ちでいっぱいである。あとは、少しでも多くの方がこの薬草箱の引き出しを開けてくださることを心から願うばかりである。

2006年4月　ヴァルプルギスの夜を前にして

西村佑子

文庫版に寄せて

『魔女の薬草箱』（山と渓谷社）は二〇〇六年に刊行され、以来ありがたいことに重刷を重ね、多くの人に読まれてきました。今回、その文庫化のお話しをいただき、大変嬉しく思っています。

今回の文庫化にあたり、改めて読み返してみると、第四章で扱った「賢い女」と魔女の違いについて説明が不十分だったのではないか、場合によっては、「賢い女」と魔女は同じような存在だったというような読まれ方をされるのではないかと危惧いたしました。

薬草というのは、毒があろうとなかろうと、善悪も優劣もない自然そのものである一方、魔女というのは人間の都合によって勝手に作りだされた歴史的、社会的な存在です。かつて魔女は例外なく邪悪な存在とされた時代がありました。しかし、「賢い女」は、ときに魔女のレッテルを貼られることもありましたが、決して魔女ではありませんでした。

「賢い女」というのは単に知恵があるというだけではなく、民間の治療師や産婆のようなある種の技と経験に長けていた女性たちでした。

今回、この両者の関係について誤解を受けそうな表現が気になり、その部分のみ一部修正いたしました。

日本にハーブティ（西洋茶）が輸入されてからまだ一世紀にもなっていませんが、ハーブ（薬草）についての関心は急速に高まり、今ではお茶や香辛料、アロマなど私たちの生活にしっかり根をおろしています。そして、魔女といえば、夢を与えてくれる憧れの存在として生まれ変わりました。「賢い女」の豊かな経験と知識も再評価されるようになりました。

二十一世紀の今、科学的実証の積み重ねもあり、薬草は心身に優しい自然薬としてその効能がいっそう認められるようになりました。薬草には不思議な（魔法の）力が宿っていて、魔女はそういう薬草を扱う自然を愛する女性であるというポジティヴな見方がなされるようになりました。同時に、「賢い女」は「自然の中で生きる素敵な魔女」として女性たちの手本にもなっているようです。歴史の舞台裏で反社会的な悪者として迫害されてきた多くの女性たちが現代においてこのように復活したのです。

文庫化の声をかけてくださった山と溪谷社・自然図書出版部の部長神谷有二氏に感謝いたします。

文庫になった『魔女の薬草箱』がより多くの人の手に取られることを願っています。

二〇一八年四月　いにしえのヴァルプルギスの夜に想いを馳せて

西村佑子

· P.Cornelius/B.Mayerhofer:Hinter Mauern ein Paradies,Insel Verlag1998
· J.K.Rowling:Harry Potter and the Philosopher's Stone. Bloomsbury, 2000
· Um die Walpurgisnacht. Zusammengetragen von Hans-Joachim Wiesenmuller. Druckhaus Quedlinburg
·Die erste Abenteuer der kleinen Brockenhexe: Alexander Lieske. 1996
· John Harthan: The History ob the Illustrated Book. London, 1981
· R.A.Foakes:The new Cambride edition, Los Angels, 1995
· J.W.von Goethe:Faust. Phillip Reclam, Stuttgart 1986
· Thea:Hexenrezepte:Sudwest
· Holy Bible:Authorized King James Version. Collins' Clear-Type Press
·Die Bibel mit dem Erlauterung der Jerusalemer Bibel. Herder KG,1976
· G.Pabst: Kohler's Medizinal-Pflanzen, Verlag von Fr.Eugen Kohler. 1887
· Das Herkunftsworterbuch. Duden 7, Duden Verlag, 2001
· Der Brocken. Studio Volker Schadach, Goslar 1997
· Margarethe Schmidt: Warum ein Apfel, Eva ? Schnell + Steiner, 2000
· Adamo Lonicero / Petrum Uffenbachium: Kreuterbuch, kunstliche Conterfeytung der Baume, Stauden, Hecken, Krauter, Getreyde, Gewurtze. Frankfurt, 1679
· Dr.Fr.Losch: Krauterbuch. Verlag von J.F.Schreiber
· Die Frauenkirche in Munchen. Verlag Schnell & Steiner GMBH
· Richard van Dulmen: Hexenwelten. Fischer Verlag
· Otto Wilhelm Thome: Flora von Deutschland, Osterreich und der Schweiz. 1885, Gera, Germany http://www.biolib.de von Kurt Stueber

引用および参考とした文献・図版一覧

honzo.html
・金剛山 花の図鑑　http://www.kongozan.com/hana/
・日本緑茶センター　http://www.jp-greentea.co.jp
・Der neue Kosmos Pflanzenfuhrer. Kosmos
・Anthea:Das Buch der Hexenkrauter
・Horst Altmann:Giftpflanzen Gifttiere. blv
・Gertrud Scherf:Gewurzkrautergarten, Ludwig, 2000
・Gertrud Scherf: Zauberpflanzen Hexenkrauter. BLV Verlaggesellschaft mbH, 2003
・Die schonsten Brockensagen fur Jung und Alt. Gesammelt von Rudolf Stolle. Schierke Andreasberg, 1994
・J.Praetorius : Blockes-Berges Verrichtung. Faximile der Originalausgabe aus dem
Jahre 1669. Edition Leipzig, 1968
・Bernd Schmelz:Hexerei,Magie & Volksmedizin. Holos,1997
・Bernd Schmelz:Hexenwelten. Holos, 2001
・Hexen-Katalog zur Sonderausstellung. Museum fur Volkerkunde Hamburg, 1979
・Peter Haining: Hexen. Verlag Gerhard Stalling. 1977
・Hildegart von Bingen: Heilkraft der Natur Physica. Pattloch,1997
・Jakob Sprenger,Heinrich Institoris:Der Hexenhammer. dtv Klassik, 1996
・Colette Piat: Als man die Hexen verbrannte. Eulen Verlag,1998
・Susanne Fischer-Rizzi:Medizin der Erde. Wilhelm Heyne Verlag, 2002
・Tordis van Boysen : Amlette und Talismane. Kerskenn Cambaz, 1993
・Bruder Grimm: Deutsche Sagen. Eugen Diederichs Verlag, 1993
・Bruder Grimm: Kinder- und Hausmarchen. Insel Verlag, 1979
・Heinrich Marzell:Zauberpflanzen Hexentranke. Kosmos, 1964

1989
・『四季の花事典』麓次郎著　八坂書房　1988
・『牧野日本植物図鑑』牧野富太郎著　北隆館　1956
・『ハーブの写真図鑑』レスリー・ブレムネス著　日本ヴォーグ社　1998
・『フローラ・ヤポニカ　日本植物誌』シーボルト著　木村陽一郎他解説　八坂書房
・『黄金のロバ』アプレイウス著　呉茂一訳　岩波文庫　1997
・『ギリシャ神話　下』呉茂一編　新潮社　1966
・『オデュッセイア　上』ホメロス著　松平千秋訳　岩波文庫　1996
・『トリスタンとイゾルデ』G・V・シュトラースブルク著　石川敬三訳　郁文堂　1981
・『サロメ』オスカー・ワイルド著　福田恆存訳　岩波文庫　1959
・『世界文学全集㈼-1　シェイクスピア』福田恆存訳　河出書房新社　1963
・『エンサイクロペディアニッポニカ』小学館　1996
・『イタリア絵画』ステファノ・ズッフィ編　宮下規久朗訳　日本経済新聞社　2001
・『プラド美術館』ウルビノ総編集　田辺徹訳　みすず書房　1993
・『ボッティチェリ』ロナルド・ライトボーン著　森田義之・小林もり子訳　西村書店　1996
・『ルーブル美術館』㈼・㈽・㈿　高階秀爾監修　日本放送協会出版　1985
・『ベルリン美術館の絵画』コリン・アイスラー著　高階秀爾監訳　中央公論新社　2000
・『システィーナのミケランジェロ』青木昭著　小学館　1995
・『モーセの生涯』トーマス・レーメル著　矢島文夫監修　創元社　2003
・『ヴァチカンのミケランジェロとラファエッロ』日本語版　中繁雅子編　ミュージアム図書　1996
・『ゴヤ』日本アート・センター編　新潮美術文庫　1990
・『ジオット』日本アート・センター編　新潮美術文庫　1989
・「マンドレークの栽培」指田豊『日本植物園協会誌38号』所収　2004
・『本草図譜』岩崎灌園　http://www.um.u-tokyo.ac.jp/dm3/database/

引用および参考とした文献・図版一覧

・『悪魔学大全』R・ホープ・ロビンズ著　松田和也訳　青土社　1997
・『魔女と魔術の事典』ローズマリ・エレン・グィリー著　荒木正純・松田英　原書房　1996
・『世界魔女百科』F・ヒメネス・デル・オソ著　蔵持不三也・杉谷綾子訳　原書房　1997
・『博物誌』プリニウス著　大槻真一郎編　八坂書房　1994
・『植物誌』テオフラストス著　大槻真一郎・月川和雄訳　八坂書房　1988
・『ディオスコリデスの薬物誌』大槻真一郎他編　エンタプライズ　1983
・『奇蹟の医書』パラケルスス著　大槻真一郎訳　工作舎　1980
・『聖ヒルデガルトの医学と自然学』ヒルデガルト・フォン・ビンゲン著　井村宏次監訳　聖ヒルデ　ガルト研究会訳　ビイング・ネット・プレス　2002
・『ビンゲンのヒルデガルトの世界』種村季弘著　青土社　1994
・『毒の歴史』ジャン・ド・マレッシ著　橋本到・片桐裕訳　新評論　1998
・『毒の話』山崎幹夫著　中公新書　1985
・『毒草百種の見分け方』中井将善著　金園社　1995
・『聖書』新改訳聖書刊行会訳　日本聖書刊行会　1988
・『聖書の植物』H&A・モルデンケ著　奥本裕昭訳　八坂書房　1995
・『カラー版　聖書植物図鑑』大槻虎男著　教文館　1992
・『新約外典』聖書外典偽典6　川村輝典他訳　教文館　1976
・『黄金伝説3』J・デ・ウォラギネ著　前田敬作／酒井武訳　人文書院　1989
・『植物の魔術』J・ブロス著　田口啓子・長野督訳　八坂書房　1997
・『和漢三才図絵』寺島良安著　島田・竹島／樋口訳注　東洋文庫
・『サリカ法典』久保正幡訳　創文社　1977
・『図説ドイツ民俗学小事典』谷口・福嶋・福居著　同学社　1985
・『ドイツの民俗』ヘーディ・レーマン著　川端豊彦訳　岩崎美術社　1970
・『ハーブの事典』北野佐久子著　東京堂出版　1995
・『英米文学植物民俗誌』加藤憲市著　冨山房　1976
・『花の西洋史』A・M・コーツ著　白幡洋三郎・白幡節子訳　八坂書房

＊本書は二〇〇六年四月三〇日に山と溪谷社から刊行された『魔女の薬草箱』を文庫化したものです。

西村佑子（にしむら・ゆうこ）

早稲田大学大学院修士課程修了。青山学院大学、成蹊大学などの講師を経て、現在はＮＨＫ文化センター（柏・千葉教室）講師。これまでに「グリム童話の魔女たち」展（栃木県いしばし町グリムの館）や「魔女の秘密展」（東映、中日新聞社企画）の監修に携わる。主な著書に『グリム童話の魔女たち』（洋泉社）、『魔女街道の旅』（山と溪谷社）、翻訳『ブロッケンの森のちっちゃな魔女』（静山社）、『ドイツメルヘン街道夢街道』（郁文堂）、『不思議な薬草箱』（山と溪谷社）、『あなたを変える魔女の生き方』（キノブックス）『魔女学校の教科書』（静山社）など。

薬草の監修＝指田　豊
ブックデザイン＝松澤政昭

魔女の薬草箱

二〇一八年四月三〇日　初版第一刷発行
二〇二三年四月十五日　初版第五刷発行

著　者　西村佑子

発行人　川崎深雪
発行所　株式会社　山と溪谷社
郵便番号　一〇一―〇〇五一
東京都千代田区神田神保町一丁目一〇五番地
https://www.yamakei.co.jp/

■乱丁・落丁、及び内容に関するお問合せ先
山と溪谷社自動応答サービス　電話〇三―六七四四―一九〇〇
受付時間／十一時～十六時（土日、祝日を除く）
メールもご利用ください。【乱丁・落丁】service@yamakei.co.jp
【内容】info@yamakei.co.jp

■書店・取次様からのご注文先
山と溪谷社受注センター　電話〇四八―四五八―三四五五
ファクス〇四八―四二一―〇五一三

■書店・取次様からのご注文以外のお問合せ先
eigyo@yamakei.co.jp

本文フォーマットデザイン　岡本一宣デザイン事務所
印刷・製本　図書印刷株式会社

定価はカバーに表示してあります

Printed in Japan ISBN978-4-635-04846-0